JN168161

新スタンダード栄養・食物シリーズ 15

給食経営管理論

香西みどり・佐藤瑶子・辻 ひろみ 編

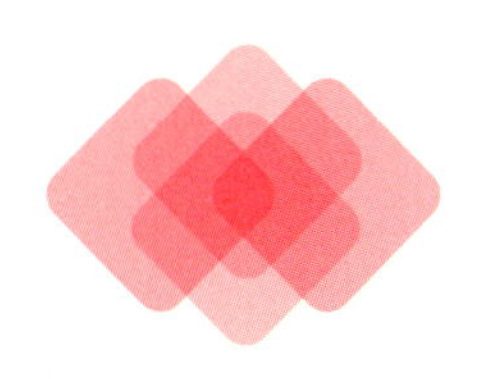

東京化学同人

序

栄養学を学ぶ者にとって2005年はエポックメーキングな年であった．第一は6月17日に食育基本法が制定されたことであり，第二は“日本人の食事摂取基準（2005年版）”が策定されたことである．食育基本法は国民が生涯にわたって健全な心身を培い，豊かな人間性をはぐくむための食育を推進することを目指して議員立法により成立した法律で，世界に類をみないものである．これに基づいて食育推進基本計画が策定され，5年ごとの見直しでさまざまな取組みが行われている．

“日本人の食事摂取基準”はそれまで用いられてきた“日本人の栄養所要量”に代わるもので，国民の健康の維持・増進，エネルギー・栄養素欠乏症の予防，生活習慣病の予防，過剰摂取による健康障害の予防を目的としてエネルギーおよび各栄養素の摂取量の基準を示したものである．やはり5年ごとの見直しが行われて2015年4月から適用されるものとして“日本人の食事摂取基準（2015年版）”が策定された．

いずれも栄養にかかわる者にとって大切な指針であり，食に関する概念が大幅に変わったことに対応して，このたび“スタンダード栄養・食物シリーズ”を全面的に改訂し，“新スタンダード栄養・食物シリーズ”として内外ともに装いを改めた．

この“新スタンダード栄養・食物シリーズ”は“社会・環境と健康”，“人体の構造と機能，疾病の成り立ち”，“食べ物と健康”などを理解することが大きな3本柱となっており，栄養士，管理栄養士を目指す学生だけでなく，生活科学系や農学系，また医療系で学ぶ学生にとっても役立つ内容となっている．

全18巻からなる本シリーズの執筆者は教育と同時に研究に携わる者でもあるので，最新の知識をもっている．とかく内容が高度になって，微に入り細をうがったものになりがちであるが，学生の理解を得るとともに，担当する教師が講義のよりどころにできるようにと，調整・推敲を重ねてお願いした．また図表を多用して視覚的な理解を促し，欄外のスペースを用語解説などに利用して読みやすいよう工夫を凝らした．

2013年には和食がユネスコの無形文化遺産に登録されたが，日本の食文化が世界に認められたものとして栄養学に携わる者としては誇らしいことである．この登録の審査に当たっては栄養バランスに優れた健康的な食生活であるという点が高く評価されたという．本シリーズの改訂にあたっては，和食の食文化は健康維持を図る手段であると考え，今後，食に関する多面的な理解が得られるようにとの思いを込めた．食文化は数百年，数千年と続いた実績の上に成り立っているが，この変わらぬ食習慣の裏付けを科学的に学ぶうえで本シリーズが役立つことを願っている．

2016年2月

編集委員を代表して
脊 山 洋 右

新スタンダード栄養・食物シリーズ　編集委員会

まえがき

“給食経営管理論” は栄養指導ならびに食事提供のための給食管理を学ぶ科目です.

国民の健康づくりは, 超少子高齢化の日本を支える喫緊の課題であり, 管理栄養士は国民の健康を維持し社会参加する活力を食の面から支える使命があります. 健康日本21(第二次)では, 病院や学校など特定給食施設が国民の食環境として注目され, 管理栄養士の業務として, より精度を高めた栄養管理を行うことが求められています.

一方, 管理栄養士養成カリキュラムの改正 (2002年施行) により, “給食管理” は “給食経営管理論” となりました. 給食施設における栄養管理業務は, 施設の安定経営が維持されたうえで実施できるものであり, 組織の一員である管理栄養士も経営感覚をもって日々の業務を行う必要があるとの考えからです.

管理栄養士には, 限られた予算の中で, 利用者個々の栄養バランスや嗜好を満たし, 一方では食材の調達や人員の確保, 献立立案, 品質管理, 衛生管理などを長期にわたって達成する総合力が必要とされます. 本書では, 管理栄養士国家試験ガイドラインを基軸に, まず組織運営やマーケティングなど経営学の初歩, 次に会計・原価管理, 栄養・食事管理, 食材管理, 品質管理, 衛生管理, 施設・設備管理などの具体的な管理業務, および事故・災害対策, 最後に施設ごとの給食管理の実際をまとめました. それぞれの業務に必要な法知識についても各章で解説してあります.

“給食経営管理論” は, 経営学, 食品衛生学, 調理学など複数の専門領域を給食という視点で学ぶ複合領域です. 多様な内容を講義時間内に効率よく教えられるよう, ページ数を抑え, コンパクトにまとめる努力をしました. また, 初めて学ぶ学生のために平易な文章で丁寧に解説することを心がけ, 理解の助けとして重要語句や補足事項を欄外のスペースにあげるなどの工夫をしました. 管理栄養士・栄養士を目指す学生だけでなく, すでに現場で活躍する管理栄養士・栄養士にとっても現場の “給食経営管理” を実践できる内容であることを目指しています. 少しでも本書が管理栄養士・栄養士の専門業務に貢献できれば幸いです.

最後に, 出版に対しご苦労賜った東京化学同人の池尾久美子・井野未央子両氏に深謝申し上げます.

2016年8月

担当編集委員を代表して　辻　ひろみ
香西みどり

第15巻　給食経営管理論

執　筆　者

上田由喜子　大阪市立大学大学院生活科学研究科 准教授，博士(栄養学)［3章］

大中佳子　鎌倉女子大学家政学部 准教授［§9・1, §9・6］

佐藤瑶子　お茶の水女子大学基幹研究院自然科学系 助教，博士(生活科学)［4章, 5章］

須藤紀子　お茶の水女子大学基幹研究院自然科学系 准教授，博士(保健学)［8章］

駿藤晶子　神奈川県立保健福祉大学保健福祉学部 講師，博士(食品栄養科学)［§9・3, §9・4］

辻 ひろみ　東洋大学食環境科学部 教授，栄養学修士［1章, 2章］

西島基弘　実践女子大学名誉教授，薬学博士［6章］

別所京子　聖徳大学人間栄養学部 講師，修士(保健学)［§9・5］

山形純子　京都光華女子大学健康科学部 講師，博士(工学)［7章］

山下三香子　鹿児島県立短期大学生活科学科 講師，修士(社会福祉学)［§9・2］

(五十音順)

目　　次

1 給食経営管理の概念

1 給食施設の役割を理解する.
2 給食施設の栄養管理と関連法規の関係を把握する.
3 経営理念に基づいた給食運営を行う.

1・1 給食とは何か

1・1・1 給食の定義

給　食

給食とは特定かつ多数の人に継続的に食事を提供すること，およびその食事をさす．レストランなど不特定多数を対象とするものは給食とはよばない．一口に給食といっても，健康な児童が利用する学校給食と，入院患者が利用する病院給食では内容も目的も異なる．給食運営の適否は利用者の健康維持や疾病治療などに大きな役割を担っており，衛生的安全かつ利用者の身体状況に合った食事を継続的に提供することが求められる．

1・1・2 給食施設の種類と目的

特定給食施設

給食施設は，2014 年度末時点には日本全国で 87,702 施設ある（図 1・1）．これらは健康増進法で定める特定給食施設 56.2％ とその他の施設 43.8％ に分けられる．**特定給食施設**とは，健康増進法第 20 条第 1 項により“特定かつ多数の者に対して継続的に食事を供給する施設のうち栄養管理が必要なものとして厚生労働省令に定めるもの”とされている．特定給食施設には提供する食事や食数による指定施設の区分がある．病院などの指定施設 ① は，医学的な管理を必要とする対象者に対し継続的に 1 回 300 食以上，または 1 日 750 食以上の食事を供給する特定給食施設をさし，全体の 3.2％ である．また，それ以外で大規模な提供食数として 1 回 300 食以上または 1 日 750 食以上の特定給食施設は 14.6％ を占める．これらを除く特定給食施設は 38.4％ を占めている．

特定給食施設は，図 1・1(b) に示すように学校が 32.2％ と最も多く，ついで児童福祉施設 23.8％，事業所 11.6％，病院 11.5％，老人福祉施設 9.1％，介護老人保健施設 5.6％ と続く．

各給食施設の給食の目的は，学校では教育支援，福祉施設では福祉の一環としての保育や養護，事業所では健康増進や福利厚生，病院では治療支援である．各特定給食施設における管理栄養士・栄養士の配置規定を表 1・1（p.3）に示す．

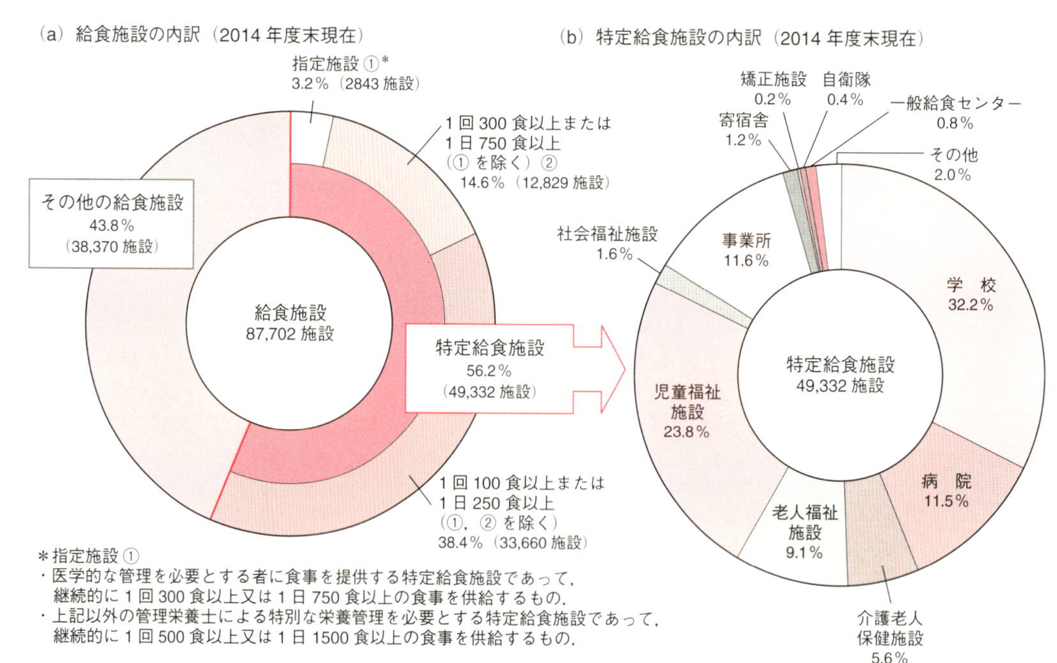

図 1・1　給食施設の内訳(a)および特定給食施設の内訳(b)
［厚生労働省，2014年度衛生行政報告例の概況より］

1・2　栄養政策と給食

1・2・1　健康日本21（第二次）における給食施設の役割

健康日本21（第二次）

給食施設は国の栄養政策の一環として，食環境の整備の役割を担っている．21世紀における国民健康づくり運動〔健康日本21(第二次)〕が2013年度よりスタートした（図1・2，p.4）．この中で，国民の健康増進の基本的な方針として以下があげられている．

① 健康寿命の延伸と健康格差の縮小
② 生活習慣病の発症予防と重症化予防の徹底
③ 社会生活を営むために必要な機能の維持および向上
④ 健康を支え，守るための社会環境の整備
⑤ 栄養・食生活，身体活動・運動，休養，飲酒，喫煙および歯・口腔の健康に関する生活習慣および社会環境の改善

この健康づくり運動の大きな目標は，健康寿命の延伸であり，目標の達成には生活習慣病予防および重症化予防の徹底が不可欠である．一方，栄養・食生活改善目標には，“利用者に応じた食事の計画，調理及び栄養の評価，改善を実施している特定給食施設の割合の増加（2022年度までに80％）”の考え方が示された．

特定給食施設において“利用者に応じた食事の計画，調理および栄養の評価，改善の実施”が徹底されれば，利用者の食環境が整備され，健康の維持・増進に

表1・1　管理栄養士・栄養士の配置規定

		管理栄養士	栄養士	根拠法令	条　件
特定給食施設		○		健康増進法	特別の栄養管理が必要なものとして厚生労働省令で定めるところにより都道府県知事が指定するもの.
		△	△	健康増進法	1回100食以上または1日250食以上.
		○		健康増進法	医学的な管理を必要とし，1回300食以上または1日750食以上. 上記以外で，1回500食以上または1日1500食以上.
		△	△	健康増進法	1回300食または1日750食以上の場合には少なくとも1人は管理栄養士.
医療施設	特定機能病院	○		医療法	管理栄養士1以上.
	病　院		○	医療法	病床数100以上で栄養士1.
高齢者・介護福祉施設	特別養護老人ホーム		○	老人福祉法	栄養士1以上．入所定員40人を超えない施設では，他の社会福祉施設等の栄養士との連携を図ることにより，栄養士を置かないことができる.
	養護老人ホーム		○	老人福祉法	栄養士1以上．特別養護老人ホームに併設する入所定員50人未満の施設で，併設する特別養護老人ホームの栄養士との連携を図ることにより，栄養士を置かないことができる.
	軽費老人ホーム		○	老人福祉法	栄養士1以上．入所定員が40人以下または他の社会福祉施設等の栄養士との連携を図ることにより，栄養士を置かないことができる.
	指定介護老人福祉施設		○	介護保険法	栄養士1以上．入所定員が40人を超えない施設で，他の社会福祉施設等の栄養士との連携を図ることにより，栄養士を置かないことができる.
	介護老人保健施設		○	介護保険法	入所定員100以上で栄養士1以上.
	指定介護療養型医療施設		○	介護保険法	病床数100以上で栄養士1.
児童福祉施設	乳児院		○	児童福祉法	乳児10人未満の施設を除く.
	児童養護施設		○	児童福祉法	児童40人以下の施設を除く.
	障害児入所施設：福祉型		○	児童福祉法	児童40人以下の施設を除く.
	障害児入所施設：医療型		○	児童福祉法	病床数100以上で栄養士1.
	児童発達支援センター：福祉型		○	児童福祉法	児童40人以下の施設を除く.
	児童発達支援センター：医療型		○	児童福祉法	病床数100以上で栄養士1.
	情緒障害児短期治療施設		○	児童福祉法	
	児童自立支援施設		○	児童福祉法	児童40人以下の施設を除く.
学　校	学校給食		○	公立義務教育諸学校の学級編制及び教職員定数の標準に関する法律	・単独校：児童・生徒550人に栄養教諭および学校栄養職員1．549人以下は4校に1．学校数が3以下の市町村で549人以下で1. ・共同調理場：児童・生徒1500人以下で栄養教諭および学校栄養職員1．1501～6000人は2，6001人以上は3.
事業所			△	労働安全衛生法	1回100食以上または1日250食以上.
事業附属寄宿舎			○	労働基準法	1回300食以上.

○：必置，△：努力.

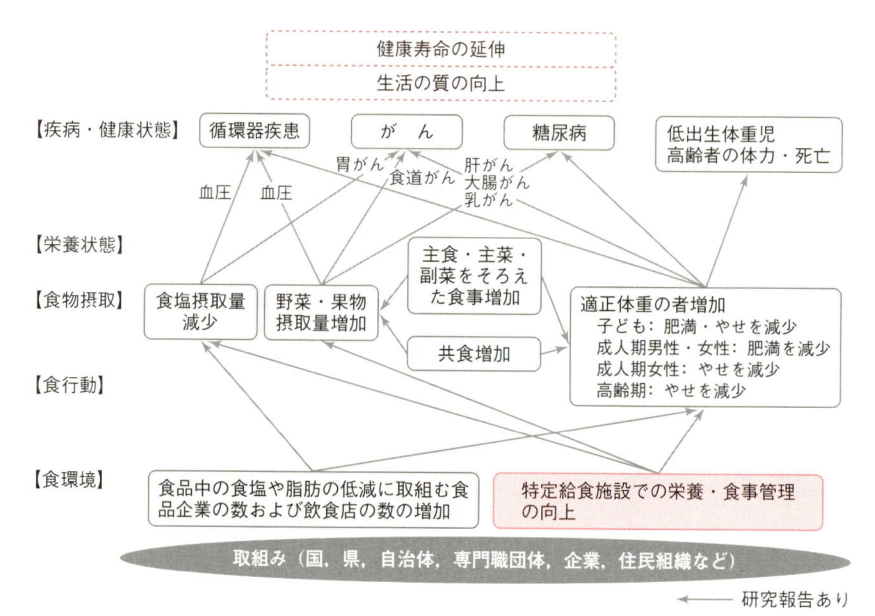

図 1・2　生活習慣病などと栄養・食生活の目標の関連［厚生労働省，健康日本 21（第二次）参考資料スライド集，2013 年 3 月発表より］

つながると期待される．給食施設は，単に食事を提供するだけでなく，利用者の生活習慣病予防など健康管理につなげる責務を担っている．

1・2・2　特定給食施設における管理栄養士の役割

健康日本 21（第二次）の目標達成に向け，特別な配慮の必要な栄養指導や，給食管理業務を担う人材として管理栄養士への期待は大きい．栄養士法第 1 条 2 項には，管理栄養士の給食施設における専門的業務として“特定多数人に対して継続的に食事を供給する施設における利用者の身体の状況，栄養状態，利用の状況等に応じた特別の配慮を必要とする給食管理”と示されている．給食は多様な

特定多数の集団の中の個人への対応

給食は，集団を対象としているが，その集団は多様な身体状況と生活習慣をもつ個人の集まりである．個人のもつそれぞれの特性を，集団給食にいかにして反映すればよいのだろうか．まず，利用者個々の必要量を算出する．それぞれの利用者で少しずつ必要量は異なるものの，これを許容範囲内でいくつかの群に分類し，献立を作成する．この際，作成した献立に基づき，アレルギーや服薬状況，咀嚼（そしゃく）・嚥下（えんげ）機能などの身体状況などに合わせ，多様な個人への対応を行う．給食は継続的な利用を前提にしており，利用者の栄養補給に直結している．しかし食事には嗜好があり，“栄養があるから食べる”だけのものではない．提供した食事が栄養面，嗜好面ともに利用者個人に適応した食事であったかを確認することも大切である．たとえば食堂や病棟に出て，利用者の食べる様子を直接見れば，食べ方に違和感がないかを観察したり，利用者とのコミュニケーションの中で，食事と利用者とのミスマッチなどの問題の原因を探ることができる．管理栄養士は特定多数の集団の中の個人に目を向け，栄養や食事が適切か判断し，問題点を解決することが求められる．

個人の集団を対象としており，個々の利用者に合わせた食事を，その施設の能力の範囲内で，継続的に提供する必要がある．“利用者の栄養管理”と“施設の給食管理”の両方で適切な評価，判断をするマネジメントが専門業務なのである．

1・3　健康増進法と特定給食施設の栄養管理

1・3・1　特定給食施設に関わる健康増進法の概要

特定給食施設には健康増進法，健康増進法施行規則，健康増進法施行細則など

表 1・2　特定給食施設に関連する健康増進法および健康増進法施行規則（抜粋）

健康増進法（平成 14(2002)年）

第 20 条（特定給食施設の届出）　特定給食施設（特定かつ多数の者に対して継続的に食事を供給する施設のうち栄養管理が必要なものとして厚生労働省令で定めるものをいう．以下同じ.）を設置した者は，その事業の開始の日から 1 月以内に，その施設の所在地の都道府県知事に，厚生労働省令で定める事項を届け出なければならない．

2　前項の規定による届出をした者は，同項の厚生労働省令で定める事項に変更を生じたときは，変更の日から 1 月以内に，その旨を当該都道府県知事に届け出なければならない．その事業を休止し，又は廃止したときも，同様とする．

第 21 条（特定給食施設における栄養管理）　特定給食施設であって特別の栄養管理が必要なものとして厚生労働省令で定めるところにより都道府県知事が指定するものの設置者は，当該特定給食施設に管理栄養士を置かなければならない．

2　前項に規定する特定給食施設以外の特定給食施設の設置者は，厚生労働省令で定めるところにより，当該特定給食施設に栄養士又は管理栄養士を置くように努めなければならない．

3　特定給食施設の設置者は，前 2 項に定めるもののほか，厚生労働省令で定める基準に従って，適切な栄養管理を行わなければならない．

健康増進法施行規則（平成 15(2003)年）

第 5 条（特定給食施設）　健康増進法（以下「法」という）第 20 条第 1 項の厚生労働省令で定める施設は，継続的に 1 回 100 食以上又は 1 日 250 食以上の食事を供給する施設とする．

第 6 条（特定給食施設の届出事項）　法第 20 条第 1 項の厚生労働省令で定める事項は，次のとおりとする．

一　給食施設の名称及び所在地
二　給食施設の設置者の氏名及び住所（法人にあっては，給食施設の設置者の名称，主たる事務所の所在地及び代表者の氏名）
三　給食施設の種類
四　給食の開始日又は開始予定日
五　1 日の予定給食数及び各食ごとの予定給食数
六　管理栄養士及び栄養士の員数

第 7 条（特別の栄養管理が必要な給食施設の指定）　法第 21 条第 1 項の規定により都道府県知事が指定する施設は，次のとおりとする．

一　医学的な管理を必要とする者に食事を供給する特定給食施設であって，継続的に 1 回 300 食以上又は 1 日 750 食以上の食事を供給するもの
二　前号に掲げる特定給食施設以外の管理栄養士による特別な栄養管理を必要とする特定給食施設であって，継続的に 1 回 500 食以上又は 1 日 1500 食以上の食事を供給するもの

第 8 条（特定給食施設における栄養士等）　法第 21 条第 2 項の規定により栄養士又は管理栄養士を置くように努めなければならない特定給食施設のうち，1 回 300 食又は 1 日 750 食以上の食事を供給するものの設置者は，当該施設に置かれる栄養士のうち少なくとも 1 人は管理栄養士であるように努めなければならない．

第 9 条（栄養管理の基準）　法第 21 条第 3 項の厚生労働省令で定める基準は，次のとおりとする．

一　当該特定給食施設を利用して食事の供給を受ける者（以下「利用者」という.）の身体の状況，栄養状態，生活習慣等（以下「身体の状況等」という.）を定期的に把握し，これらに基づき，適当な熱量及び栄養素の量を満たす食事の提供及びその品質管理を行うとともに，これらの評価を行うよう努めること．
二　食事の献立は，身体の状況等のほか，利用者の日常の食事の摂取量，嗜好等に配慮して作成するよう努めること．
三　献立表の掲示並びに熱量及びたんぱく質，脂質，食塩等の主な栄養成分の表示等により，利用者に対して，栄養に関する情報の提供を行うこと．
四　献立表その他必要な帳簿等を適正に作成し，当該施設に備え付けること．
五　衛生の管理については，食品衛生法（昭和 22 年法律第 223 号）その他関係法令の定めるところによること．

第 11 条（厚生労働省令で定める栄養素）　法第 16 条の 2 第 2 項第二号イの厚生労働省令で定める栄養素は，次のとおりとする．

一　たんぱく質
二　n−6 系脂肪酸及び n−3 系脂肪酸
三　炭水化物及び食物繊維
四　ビタミン A，ビタミン D，ビタミン E，ビタミン K，ビタミン B_1，ビタミン B_2，ナイアシン，ビタミン B_6，ビタミン B_{12}，葉酸，パントテン酸，ビオチン及びビタミン C
五　カリウム，カルシウム，マグネシウム，リン，鉄，亜鉛，銅，マンガン，ヨウ素，セレン，クロム及びモリブデン

2　法第 16 条の 2 第 2 項第二号ロの厚生労働省令で定める栄養素は，次のとおりとする．

一　脂質，飽和脂肪酸及びコレステロール
二　糖類（単糖類又は二糖類であって，糖アルコールでないものに限る.）
三　ナトリウム

によって栄養管理の体制，基準が通知されており，行政には給食施設の栄養管理を支援する体制が通知されている（表1・2）.

1. 特定給食施設に栄養管理の実施を指定（健康増進法第20条第1項）
2. 食数指定により管理栄養士の配置を義務付け（健康増進法施行規則第8条）
3. 届け出義務を指定（健康増進法第20条，健康増進法施行規則第6条）
4. 栄養管理の基準の順守（健康増進法施行規則第9条）
5. 管理する栄養素の指定―食事摂取基準の活用（健康増進法施行規則第11条）

1・3・2 特定給食施設の栄養管理の基準

特定給食施設の栄養管理の基準は，2003年に健康増進法施行規則として規定されているが，健康日本21（第二次）の施行を受け，厚生労働省より『特定給食施設における栄養管理に関する指導及び支援について』（健が発0329第3号，2013年3月）が通知された．健康増進法施行規則第9条に加え，東日本大震災（2011年3月）で給食施設の対応の備えが足りなかったことから，新たに災害対策が加わっている（表1・3）.

表1・3 特定給食施設が行う栄養管理の基準[a]

1 身体の状況，栄養状態等の把握，食事の提供，品質管理及び評価について

(1) 利用者の性，年齢，身体の状況，食事の摂取状況及び生活状況等を定期的に把握すること.

(2) (1)で把握した情報に基づき給与栄養量の目標を設定し，食事の提供に関する計画を作成すること.

(3) (2)で作成した計画に基づき，食材料の調達，調理及び提供を行うこと.

(4) (3)で提供した食事の摂取状況を定期的に把握するとともに，身体状況の変化を把握するなどし，これらの総合的な評価を行い，その結果に基づき，食事計画の改善を図ること.

2 提供する食事（給食）の献立について

(1) 給食の献立は，利用者の身体の状況，日常の食事の摂取量に占める給食の割合，嗜好等に配慮するとともに，料理の組合わせや食品の組合せにも配慮して作成するよう努めること.

(2) 複数献立や選択食（カフェテリア方式）のように，利用者の自主性により料理の選択が行われる場合には，モデル的な料理の組合わせを提示するよう努めること.

3 栄養に関する情報の提供について

(1) 利用者に対し献立表の掲示や熱量，たんぱく質，脂質及び食塩等の主要栄養成分の表示を行うなど，健康や栄養に関する情報の提供を行うこと.

(2) 給食は，利用者が正しい食習慣を身に付け，より健康的な生活を送るために必要な知識を習得する良い機会であり，おのおのの施設に応じ利用者等に各種の媒体を活用するなどにより知識の普及に努めること.

4 書類の整備について

(1) 献立表など食事計画に関する書類とともに，利用者の身体状況など栄養管理の評価に必要な情報について適正に管理すること.

(2) 委託契約を交わしている場合は，委託契約の内容が確認できるよう委託契約書等を備えること.

5 衛生管理について

給食の運営は，衛生的かつ安全に行われること．具体的には，食品衛生法，『大規模食中毒対策等について』（衛食第85号，1997年3月）の別添“大量調理施設衛生管理マニュアル”その他関係法令等の定めるところによること.

6 災害等の備えについて

災害等に備え，食糧の備蓄や対応方法の整理など，体制の整備に努めること.

a)『特定給食施設における栄養管理に関する指導及び支援について』（健が発0329第3号，2013年3月）より抜粋.

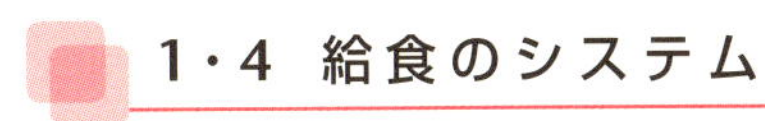

1・4 給食のシステム

1・4・1 システムとは

システムとは，給食の目的を達成するために必要な業務の配列である．**実働システム**と**支援システム**で構成されており（図1・3），資源（人，物，資金など）を実働システムに投入し（インプット），収支，管理基準，情報などの支援システムとやり取りをしながら，目的を達成（アウトプット）する．

システム
実働システム
支援システム

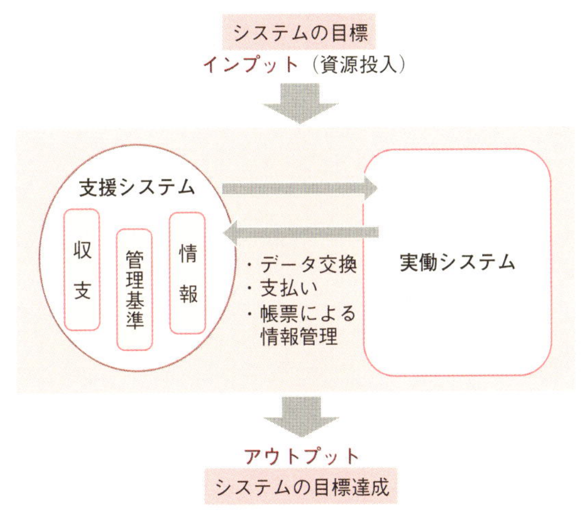

図1・3 システムの構成

図1・4は食材の納品から使用までのシステム例である．このシステムは，実働システムが連続的につながり，大きな一つのシステムを構築している．それぞれの実働システムは支援システムと情報のやり取りをしながら次の実働システムへ業務を移行していく．

実働システム①は食品業者から納品された食品を検収するシステムである．納品伝票，発注表による情報がインプットされ，システム内では発注量と納品量の照合を行う．その記録は食品検収簿にアウトプットされる．

実働システム②は検収して受入れた食品を，生鮮食品と在庫食品に仕分けるシステムである．食品検収簿からインプットされた食品の情報を当日使用する食品と，在庫食品に分ける．生鮮食品は給食室の冷蔵庫に保管され，在庫食品は食品庫に保管される．在庫食品の情報は，入庫伝票に記入後，食品受払簿に記録（アウトプット）される．

実働システム③は，在庫品を使用日の献立に合わせて食品庫から払い出すシステムである．インプットされた食品受払簿の食品情報と，日別献立表および食数集計表の情報から，使用する日に必要な在庫食品の出庫伝票を用いて食品庫から出す．

このシステムの目的は，納品された食品を検収し，保管の基準に沿って指定された給食室の冷蔵庫や食品庫に保管や運搬をすることである．この業務の工程は

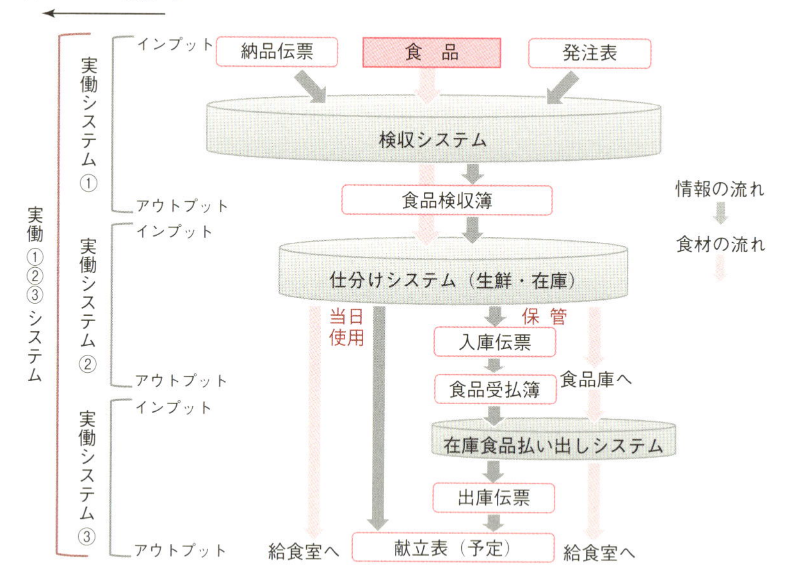

図 1・4　システムの考え方（例）

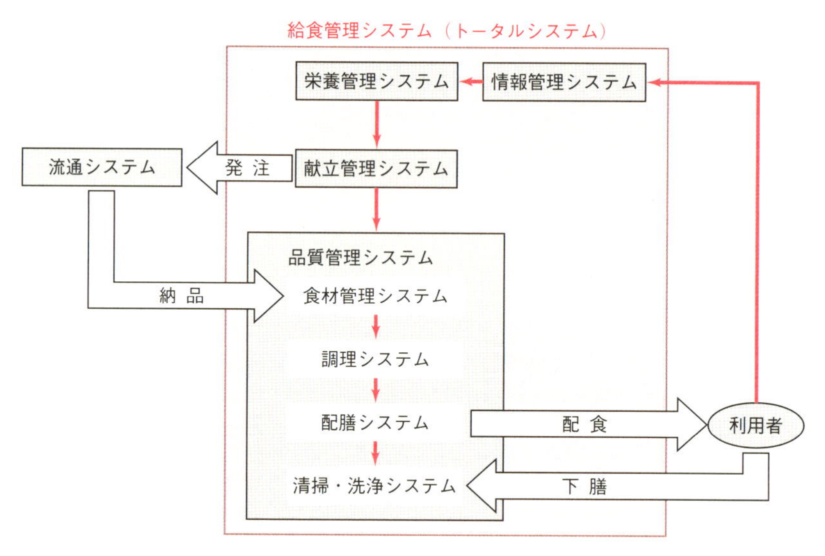

図 1・5　給食の管理業務システム

複数あり，一つ一つの工程がつながっている．この帳票に基づくインプットからアウトプットまでの情報伝達と実働が，最小単位の実働システムである．

1・4・2　給食管理業務におけるトータルシステムとサブシステム

トータルシステム
サブシステム

“納品システム”など最小規模のシステムのつながりが次の作業システムに連続してつながることにより，“食材管理システム”などの大きな管理業務システムとなる．管理業務システムがつながったシステム全体を**トータルシステム**とよび，それぞれの目的に応じた小システムを**サブシステム**という．病院を例にすれば，病院の各部門の管理業務システム（サブシステム）が支障なく動けば，病院全体のシステム（トータルシステム）は滞りなく機能する．このように，一部のシステムが正常に機能することを**部分最適**，全体が正常に機能することを**全体最適**という．

部分最適
全体最適

給食の管理業務システムの例を図1・5に示す．中央の赤枠内が給食管理システムである．

病院を例にすると，利用者の“食事の内容を決める”のは栄養管理システムである．そのための情報は情報管理システムからもたらされる．情報管理システムは，診療部門内の利用者情報から，給食の提供に必要な情報のみを情報管理システムの管理基準に沿って入手し，栄養管理システムにつなげる．栄養管理システムでは，利用者の個人情報や食事箋の情報から，栄養素の必要量，食事の種類や禁止食品，食形態を集約し，食事の種類別に栄養管理基準に沿って個々人の食札データが作成される．次に献立管理システムに移行し，一定期間の計画された献立に沿って入院患者の食事の種類（以下，“食種”という）が決められる．食種ごとの食数に必要な食材は，発注により施設外部とつながり流通システム中の外部の食品業者に発注し，納品される．

食札：入院時の給食では，給食での治療食の配膳を正確に行う指示札が用いられ，これを食札という．食札には，治療食の種類，禁止食品，主食の種類と量などが記載されている．

一方，“食事をつくる”部分は品質管理システムが担っている．給食の生産・提供を毎食滞ることなく進めるには，まず食材管理システムに各指定日，指定の食事に合った食材料が納品され，基準に沿って管理，仕分けされ，調理システムに移行することが必要である．調理システムでは予定献立表に沿った標準化された調理工程，作業工程に沿って，衛生的な調理による食事が生産され，配膳システムに移行する．配膳システムでは，食札と適合した食事の配膳が行われ，各病棟に搬送される．病棟では患者に配食される．下膳後は清掃・洗浄システムで，給食室や食器などすべての衛生的品質を保つための作業が行われる．この食材管理から清掃・洗浄システムを品質管理システムで制御している．

給食管理システムは，給食施設全体のシステムの一部として存在する．また，独立したシステムではなく，流通システムなど外部のシステムとの関係性もある．

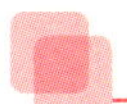

1・5 特定給食施設の経営管理

1・5・1 給食における経営管理の意義

経営管理とは，事業を継続してゆくために，各業務の計画や方針に沿って資源（人・物・資金・情報など）を一定の基準に沿って良否を管理し統制することをさす．経営というと営利企業のイメージが強いが，医療法人，福祉法人，自治体や学校などの非営利事業体においても健全な経営が必要である．給食を提供するには，食材を購入し，調理員を雇い，水光熱費を支払うので，支出の回収が可能な販売数（食事の利用）が確保されなければ，栄養部門は赤字となる．その赤字は給食の質に表れ，栄養管理の信頼に波及し利用者減少をまねき，さらに回収が難しくなる．管理栄養士として給食施設の目的を果たすには，安定した経営が欠かせない．

経営管理

1・5・2 経営理念と経営戦略

経営理念

経営理念とは，創業者や経営者によって示される企業の活動方針のもととなる基本的な考え方をさす．社員の行動指針ともなり，判断の基盤にもなる．

図1・6は，経営理念を組織内で実現させるための行動を示した構造図である．

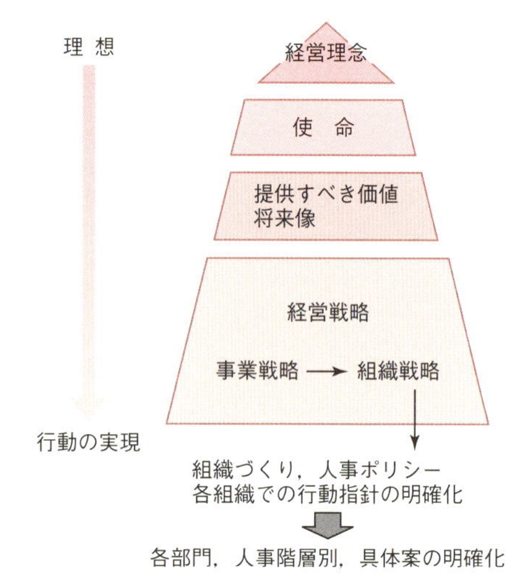

図1・6 経営理念の実現化

経営理念をもとにその使命を明確化する．“ミッション（使命）”とは，企業の存在意義であり，その実現のためにビジョン（目標）を設定する．これにより，提供すべき価値や将来像が明確化される．それを受けて具体的な行動目標を立て，それを達成するための**経営戦略**を策定する．経営戦略を考える際には，たとえば以下のように時間スケールで区分して方針や計画を立てる．

1. 長期経営計画（10年程度）
2. 中期経営計画（3～5年）
3. 短期経営計画（1年）

この期別経営戦略を事業体全体，部門単位，担当部署単位別に作成し，具体案を計画することにより，理念を行動に変換していく（図1・7）．

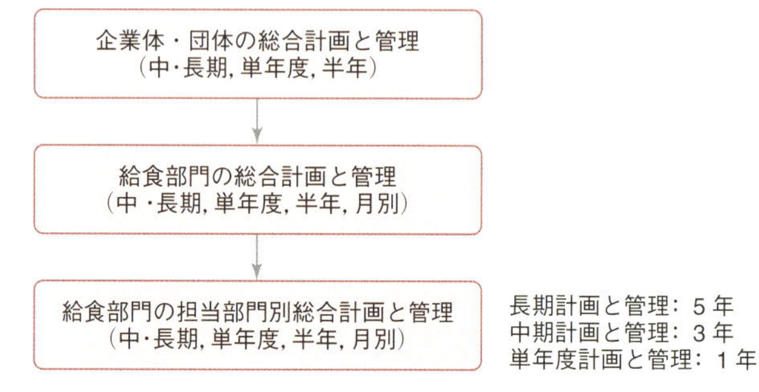

図1・7 給食施設の期別経営計画

表 1・4 給食の経営資源[a]

基本要素	項目名	具体例
人 (man)	社　員	管理栄養士・栄養士，調理員，事務員，販売員
	利用者	利用者，家族
物 (material)	機　械	調理機器，調理器具など
	材　料	食材，ラップ
	方　法	調理方法，調達システム，制度など
金 (money)	資　金	資本金，運営予算
情　報 (intelligence)	知識，経験	食事経験，料理の知識，栄養・健康の知識
	メディア	健康・栄養情報番組，CM，ソーシャルメディアなど
時　間 (time)	時間	調理時間，作業時間，配送時間，リードタイム，対応スピード

a) 吉田勉 監修，名倉秀子 編著，"食物と栄養基礎シリーズ 第2版 給食経営管理論"，学文社 (2016) より改変．

1・5・3 経営資源

経営資源とは，経営を行ううえで必要な要素をさす．基本要素は一般的に人 (man)，物 (material)，資金 (money) であり，これを経営資源の 3M という．人資源はマンパワーともいわれ，組織内部の社員だけでなく，給食では利用者も含まれる．物資源は，機械 (machine)，材料 (materiai)，方法 (method) をさすことから，基本要素を含め 5M ともいう．給食ではこのほかに情報と時間を含める (表 1・4)．

経営資源

1・5・4 給食利用のニーズとベネフィット

給食を利用するということは，利用者にニーズがあることを示している．**ニーズ**とは人や集団がもつ欠乏感，不足感を満たしたいという欲求や必要性であり，給食の利用者は何かを給食に求めている．利用者の欲求には 2 種類あり，本人が認識している欲求を**顕在ニーズ**とよび，気が付かなかったがあったら良かったと思う欲求を**潜在ニーズ＝ウオンツ**という．サービスを受けたことによる満足や効果の認識を**ベネフィット**という．利用者は良いサービスの対価 (支払い，満足，感謝，信頼) を給食施設に提供する．これを**等価交換**という (図 1・8)．利用者の期待以上の食事やサービスであれば，対価以上の満足として他の利用者に評判が波及する．

ニーズ
顕在ニーズ
潜在ニーズ
ウオンツ
ベネフィット
等価交換

1・6 特定給食施設の組織

組織とは，複数の人々が目的を達成するための仕組みをさす．経営活動を効率的に行うために役割を分担し，責任や権限の異なる階層構造をもつ．

組　織

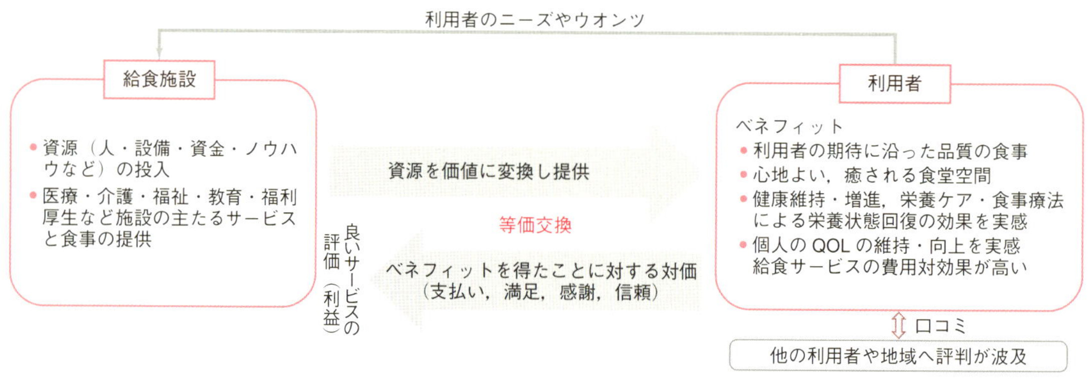

図 1・8　給食施設におけるニーズとベネフィット

1・6・1　組織の要件

組織は共通の目的をもつことで機能する．集団が共有する目的（組織目的）を一人一人が意識すること，貢献しようと思う気持ち（貢献意欲）をもつことが組織力を高める．意志の疎通（コミュニケーション）が不可欠であり，また各自がルールに沿って活動することで秩序が生まれる．

a. 組織の階層構造　組織は，構成員に役割を与え，責任をもたせ部下を配置するという階層構造になっている．垂直的な命令系統（責任・権限関係）をもつこと，階層連鎖あるいはピラミッド型の階層組織から成り立つことを“階層化の原則”という．

図 1・9 は組織の人的構造を示したものである．

- 経営者層（トップマネジメント）：一般に経営陣とよばれ，社長や専務，常務，あるいは医療法人などでは病院長や理事長などの役職であり，経営方針や重要な契約などの意思決定をするメンバーである．組織運営，経営戦略など組織の

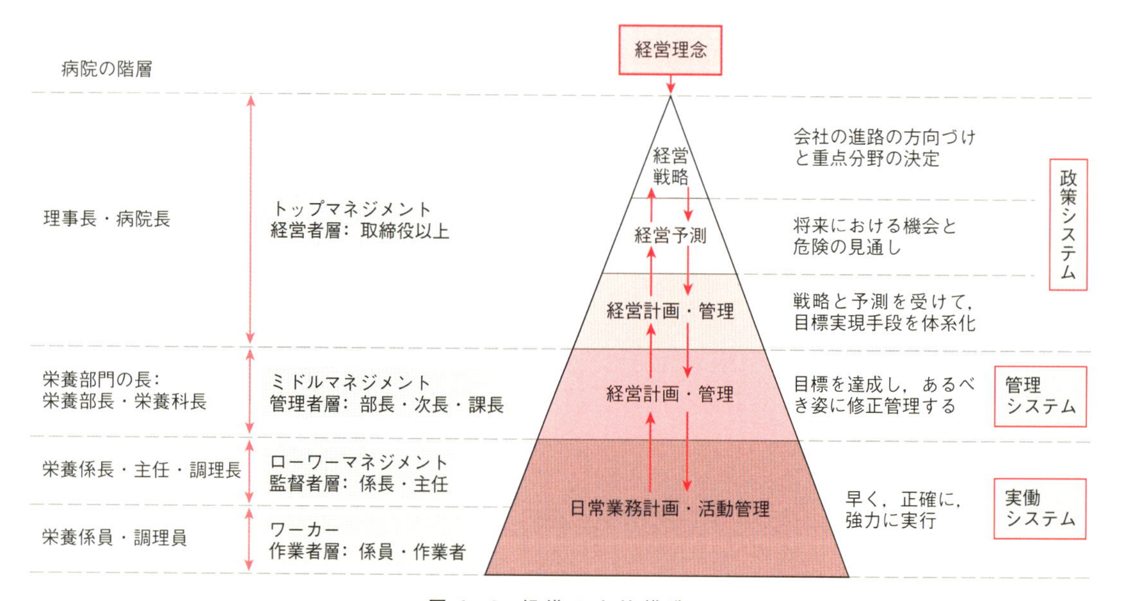

図 1・9　組織の人的構造

舵をとる役割.

- 管理者層（ミドルマネジメント）：一般に管理職とよばれ，部長，次長，課長など，経営の実務を担う階層である．病院の例では栄養科長や栄養部長などをさす．
- 監督者層（ローワーマネジメント）：係長，主任など，経営計画に沿って日常業務の指揮や管理を行う．病院では栄養係長，主任・調理長をさす．
- 作業者層（ワーカー）：役職名はなく，担当部門の実務を担う．病院では，栄養係員，調理員をさす．

b. リーダーシップとマネジメント　リーダーシップとは，上司が部下（または同僚同士）に対しコミュニケーションを通じて，部下の能力を最大限に引出し発揮させる指導力をさす．

ある程度の規模の組織では，上位階層者が業務を下位階層者に切り分けて任せなければ，多くの業務を遂行することは難しい．下位階層者には責任をもって業務をやり遂げられるように遂行責任，委譲責任，結果責任をもたせ，その結果に対し上位階層者は責任をもつ．

マネジメントを行う監督者は，経営者（リーダー）が示す方針に従って，部下が能率良く業務を遂行するために手本を示し，1人で業務をこなせるように指導する．その際にはそれぞれの部下に合わせた働きかけが必要であり，各人の能力や性格を活かす管理を心がける．

c. 組織編成の原則

- **命令一元化の原則**：命令は上位階層の者から下の階層の者に下される．指示や命令があった相手に結果を必ず報告するという原則である．
- **管理範囲の原則**：管理者1人が管理できる人数には限界がある．管理者1人に対し職務内容によるが，栄養管理では3～5人であり，熟練の調理員では10人程度，洗浄など繰返し作業であれば20人程度である．
- **例外業務の原則**：管理者の業務と部下の業務は異なる．部下の業務は日常的に繰返し行われ，対応方法にも想定外の判断が必要な事項は少ない．管理者の業務は，例外として起こったことへの対応や基準の作成，業務や人の管理などであり役割が異なる．
- **責任と権限の原則**：責任があっても権限がなければ，業務を進行させることは困難である．部下に業務を担当させる場合は，併せてある程度の権限をもたせることで，部下が目的を達成し，上司は管理業務やその他の業務に規模を拡大することができる．反対に権限を伴わない責任や，責任を伴わない権限を与えてはならない．
- **専門化の原則**：仕事を細かく分けて，専門的な業務は，同じ者が同じ仕事に携わるようにする原則であり，人材の熟練化によって組織の効率化が進む．また専門化により業務の細部まで把握できることで単純化，標準化につながる．

職務権限：経営者層，管理者層，監督者層の職位の者がもつ，業務を遂行するために必要な権限のこと．

三面等価の原則：責任ある業務を遂行する義務を果たすためには，相応の権限が必要である．責任と権限は等価の関係があり，これは職位が高いほど業務遂行義務は重く，権限や責任も重くなる．職務遂行のうえで，権限，責任，義務の三つが等価であることが望ましいことを三面等価の原則という．

1・6・2 組織の種類

組織は権限と責任の体系であり，共通目標を達成するために仕事をグループ化

(a) ライン組織

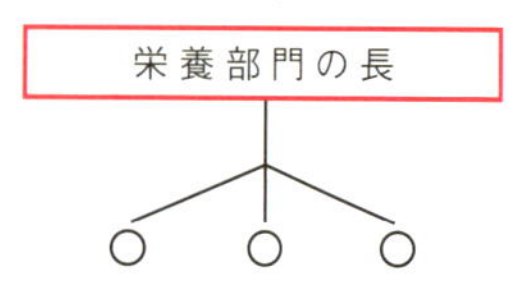

△: 管理担当者
○: 栄養士・調理師・調理員などの直接，給食の製造に携わる担当者

(b) ラインアンドスタッフ組織

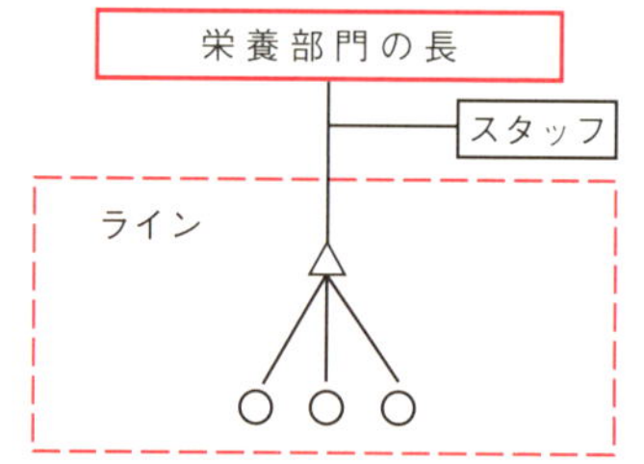

(c) ファンクショナル組織

栄養部門の長
栄養指導係　栄養管理係　給食係

図 1・10　組織の種類

し，合理的に秩序立てたものである．目的と組織の規模に応じて構築する組織の種類は異なる（図 1・10）．

ライン組織

a. ライン組織　ラインは直接利益を生み出す主力業務部門である．ライン組織では，部門長が直接部下に命令を下し，部下は指示を実行した後，再び指示を出した上司に結果や進捗を報告する．指示を一元化し，混乱しないようにするための基本的な指示命令系統である．権限や責任の所在が明確である反面，部下に対する命令は 1 人の上司から発せられるため，上司の責任が過重となりやすく，作業能率も低下しやすい．

ラインアンドスタッフ組織

b. ラインアンドスタッフ組織　最上位者層から最下位層まで一貫した命令系統によって結ばれたライン組織に，ライン組織を支援する事務部門などのスタッフが組合わされている構造の組織である．ライン組織の事務的な業務負担が軽減され，ライン組織の職員が収益に直結する業務に専念できる．また，命令の一元化ができているため，情報伝達や意思決定が速くできる．

ファンクショナル組織

c. ファンクショナル組織　機能別組織ともよばれ，1 人の管理担当者がそれぞれの専門性に従い指示・命令を行う．しかし，命令系統が多元化するため，責任や権限の所在が不明瞭になりやすい．

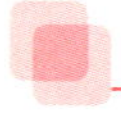

1・7　給食とマーケティング

マーケティング

マーケティングとは，商品やサービスを利用者に一方的に提供するのではなく，利用者のニーズに合わせて提供するための開発戦略，販売戦略などをいう．

1・7・1　給食におけるマーケティングの必要性

毎日の食事の第一目標を生命維持と思って食べている人は少なく，おいしいものを（手ごろな値段で），癒しのある食事の時間と場所で楽しみ満足したいというのが利用者ニーズの大半であろう．

給食の目的は食事提供を伴った栄養管理を実現することにある．栄養素は利用者が摂取して初めて栄養素としての機能を発揮する．栄養的に良いものをつくっても，その良さが理解されなければ利用者はその食事を選ばない．給食におけるマーケティングは，利用者の嗜好面，栄養面，経済面などを調査して献立を作成し，満足度の高い食事を提供することである．利用者に食事や食事の場に興味をもってもらい，食事を選んでもらう仕組みづくりも欠かせない．

1・7・2 給食におけるマーケティング手法の活用

給食におけるマーケティング手法の活用は，図1・11に示すように，**マーケットリサーチ**により利用者が食事に望むニーズを探り，その結果をもとにそのニーズを満たすための具体的な計画を立てる．

はじめにニーズに対する目標を設定する（**マーケティング戦略**）．給食では食行動改善などの栄養教育要素を含むニーズもあり，そのニーズにより長期戦略，中期戦略，短期戦略など段階をふみ設定する場合がある．次にニーズを満たす必要性の高い年代層を絞りこむ（**セグメンテーション**）．若い女性が対象となったら，若い女性が興味を示し喜ぶことが想定されるメニュー選定にするか，イベントにするかなど，利用者へのアプローチの方法を絞り込む（**ターゲティング**）．メニューでアプローチするのであれば，そのメニューのコンセプトをつくる（**ポジショニング**）．利用者が興味をもつメニューが並ぶ食事の場にするために**マーケティングミックス**の手法を用いる．

マーケティングミックス

図1・11ではマーケティングの4要素（マーケティングの4Pともいう）—プロダクト（製品），プライス（価格），プレイス（場所），プロモーション（販売促進）を示す．ここでは，メニューを考える（製品）だけでなく，値ごろ感（価

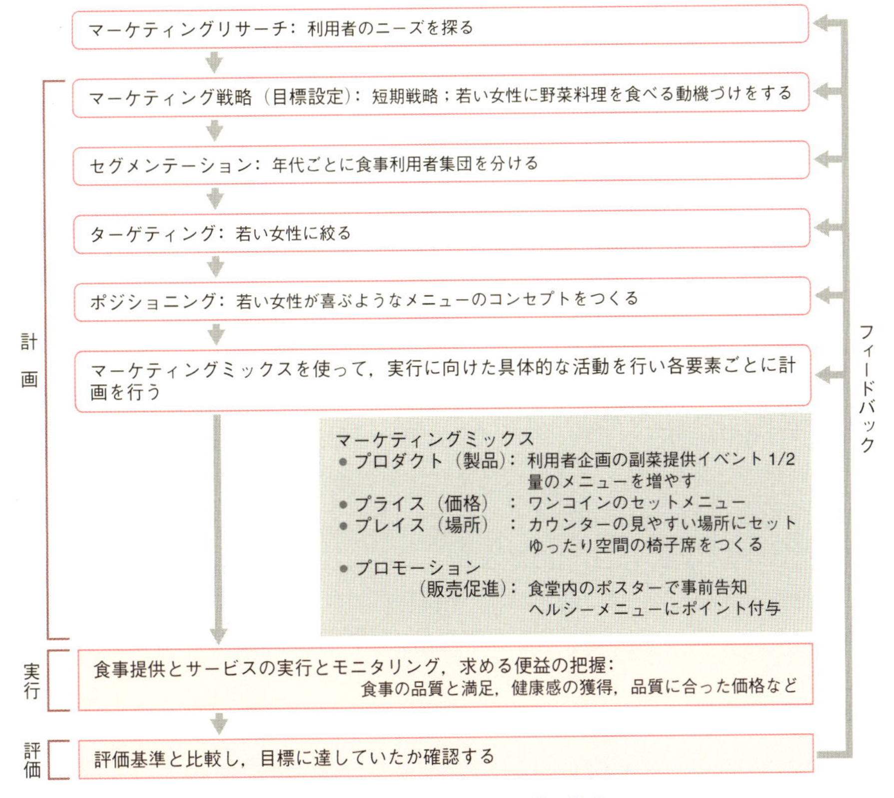

図1・11 マーケティングの流れ

格），目につくような食堂内の販売場所（場所），知ってもらうための仕組み（販売促進）など総合的な計画を行う．その計画に沿って実際に利用者に提供するときには，計画を評価するためのモニタリングを実施し，その結果を分析して目標の達成ができていたかを確認する．分析結果を基に今後の改善につなげるためのフィードバックも行う．これら一連の手順がマーケティングの手法である．

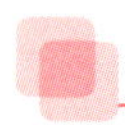

1・8　給食運営業務の外部化――給食業務の委託

委　託

委託とは，専門的な能力をもった外部機関に業務を代行させることをさす．経営を継続的に健全化する方法として，施設の主力業務に経営資源を集約し，主力以外の業務にかかる人件費・設備投資費などのコスト削減を目標として行われる．アウトソーシングともいう．

委託のメリット
- 経済性効果：人件費，食材料費，経費の削減および生産性向上
- 人事管理の簡素化：パート化，人事管理業務の簡素化
- 給食運営方法の改善：運営方法改善，食事の品質向上，サービス向上
- 専門的技術，情報の入手が早い：専門知識や技術の情報が早く入手できる
- 新しい給食の技術導入が可能：専門会社のため，効率性や経済性のよいものをすぐ導入できる（クックチルやスチームコンベクションオーブンの活用，選択食など）．

全面委託
部分委託

＊　委託は，通常１年間で契約が締結されることが多く，業務内容は委託契約書に記載される．給食受託会社は，給食利用者の満足，委託側の満足が得られることが信頼となり，契約更新が獲得できる．

a. 委託の分類　委託の方法には，契約方法別に全面委託と部分委託に分けられる．**全面委託**とは，給食の業務一切を委託することであり，**部分委託**とは，洗浄のみなど，業務の一部を委託することである＊．給食施設をもち，給食業務を切り離して委託を希望する側を施設側（クライアント）とよび，給食業務を受けて実働する企業を受託側（コントラクター）という．委託給食はコントラクトフードサービスという．

事業所給食ではそのほとんどが全面委託であるが，病院では法令により全面委託はできない．食事の生産から提供までを委託し，一部の管理業務は病院側の栄養部門が行っている．

b. 給食の委託化の増加　給食業務の外部委託は増加傾向にある（表1・5）．事業所では97.3％とほぼすべてが給食を外部委託しており，多くの事業所は全面委託による運営である．ついで病院が70.3％，高齢者福祉施設が51.9％を占めている．これは栄養管理等の専門業務を施設側に集約し，給食の調理，提供業務は外部の給食受託会社に委託する方法の増加による．学校給食は，自治体の税金等を財源としていることから，効率性を問われており，人件費や施設・設備費の削減として給食業務を外部委託する自治体が増加しているが，他の施設に比べ41.3％と少ない．

c. 病院給食を委託する場合のコンプライアンス（法令順守）　病院給食は，施設内で病院の職員が調理したものを患者に提供する時代が長かった．しかし，衛生的な食品流通システムやHACCPシステム，ISO 9000などの衛生管理，品

表 1・5 給食業務の外部委託率

施設の種類	調査年度	外部委託率(%)
事業所	2015 年度	97.3[†1]
病　院	2015 年度	70.3[†2]
高齢者福祉施設	2010 年度	51.9[†3]
学　校	2014 年度	41.3[†4]

†1 職場給食の経営指標と価格，福利厚生（No.2186）2015 年 10 月下旬号（2015）より.
†2 医療関連サービス振興会，"2015 年度医療関連サービス実態調査"より.
†3 全国老人福祉施設協議会，"介護老人福祉施設等 2010 年度収支状況等調査について"（2011）より.
†4 文部科学省，"2014 年度学校給食実施状況調査"より.

質認証制度が導入されるようになり，院外調理の規制が緩和され，ルーチンワークや，時間のかかる下処理を外部に委託できるようになった.

しかし，病院側には管理業務が規定されており，委託側，受託側の実施する業務は法令で決められ，病院側の栄養部門の管理のもとに受託会社が給食の業務を行っている（表 9・4 参照）.

1・9 人事・労務管理

人事・労務管理とは，資源としての人を企業の目的のために制御，統制する活動をさす．人事・労務管理の目的は，① モラール（意欲）の維持向上，② 生産性の向上，③ コンプライアンス（法令順守）である．従業員の能力を見極め，適材適所に必要な人数を採用，配置し，人事教育で能力を伸ばすことで業務効率向上を目指す.

人事・労務管理

モラール: 組織（集団）において目的達成に向けて，それぞれのメンバーが積極的に貢献して行動する意欲や忠誠心などをさす.

1・9・1 人事評価（人事考課）

人事評価とは，経営者が従業員の職務能力，勤務実績を評価することである．人事評価により，従業員個人の能力を明確化することで，個人の能力を最大限に活用する能力開発や業務改善に結びつける従業員教育につなげることができる．人事評価には表 1・6 に示す能力評価，情意評価，成績評価がある．評価にあたっては，公平性・客観性をもって従業員の納得のうえで行う必要がある.

人事評価

1・9・2 給食従事者の教育訓練

教育訓練とは，業務に要求される能力を開発するための人材育成手法をさす．教育訓練は，管理者，監督者，作業者それぞれに求められるものであり，事業体の規模や施設の種類により，教育内容は意識教育，日常業務の技術向上から免許の取得などさまざまである．個人の能力の向上は，全体のレベルアップにつながる.

給食施設では従業員に対し，給食の QSC（品質，サービス，クレンリネス＝

表 1・6　人事評価の種類

種　類	評価の内容
能力評価	職務をとおして身に付けた能力． ① 知識・技術習得能力（専門的知識・技能） ② 精神的習熟能力（指導力，企画力，問題把握力・改善力・部下育成力）
情意評価	勤務態度評価ともいい，仕事に対する意欲や行動，責任性・規律性・協調性・積極性を観察評価する．
成績評価	一定期間の目標達成度やその過程（活動）を客観的に評価し，実績を数値で示す．

清潔の維持）や経営方針，それぞれの役割などについて共通認識をもてるような教育をすることが望ましい．

従業員教育には OJT と Off-JT の 2 種類の教育形態があり，このほか個人の**自己啓発**がある．

OJT：on-the-job training

a. OJT（職場内教育）　栄養部門やチームなどで，目標を達成するために日常業務内で上司や先輩が部下や後輩に仕事に必要な知識，技能，問題解決能力，態度をおもにマンツーマンで教えることである．4 段階職業指導法，① show（やってみせる），② tell（説明する），③ do（やらせてみる），④ check（補修指導）がある．

Off-JT：off-the-job training

b. Off-JT（職場外教育）　Off-JT とは研修所など職場を離れ，専門の講師から業務の質向上に必要なスキルや，知っておくべき情報を集団で研修することをさす．

OJT と Off-JT のメリットとデメリットを表 1・7 に示す．

1・9・3　従業員教育における管理栄養士の役割

管理栄養士は，栄養部門の管理者として組織の理念の実現に向け，組織の一員として部下である従業員の教育を行う．給食業務従事者の雇用形態は，正社員が減少し，嘱託職員，パートタイムの雇用が増加している．食事提供サービスを行

表 1・7　OJT と Off-JT のメリットとデメリット

	OJT	Off-JT
メリット	・経済的 ・わからなかったらすぐ聞ける環境 ・理解度に応じた細かい指導が可能 ・就業時間内に実施できる． ・教える側の従業員の指導力が向上する． ・社内コミュニケーションが向上する．	・専門的知識を理解しながら勉強ができる． ・参加者とコミュニケーションし，仲間を増やすことができる．
デメリット	・指導と習熟度にばらつきがでやすい． ・指導側の知識や技術が標準化されたものでないと，自己流のものを教えることがある． ・教育にかかる時間が長く，指導側の仕事が処理できない．	・教育計画を選定する必要がある． ・研修会などで得た知識が必ずしも自身の業務に活かされるとは限らず，本人に委ねられる． ・参加費など費用がかかる．

う従業員の給食に対する認識や，食に関する知識や技術は必ずしも組織に適合したものであるとはいえず，さまざまな認識をもって働いている．調理に従事する者の採用では，食や衛生に対する意識の低い者や，外国からの食文化をもつ者など，多様な人材も増加する可能性がある．

2 給食施設の会計・原価管理

1 各種給食施設で必要な費用を把握する.
2 会計と原価管理の関係を理解する.
3 給食の原価構成が説明できる.
4 給食の費用分析方法を理解する.

2・1 給食の収入源

給食を提供するためには，食材費だけでなく，調理員等の労務費，施設・設備の管理費など多くの費用を必要とする．この費用は，利用者が自ら負担するだけでなく，国や地方公共団体などの税金，健康保険や介護保険などによる給付金，企業の福利厚生費からも支払われる．費用負担の仕組みは，施設の種類により異なる（表2・1）.

表 2・1 給食の収入源

給食施設の種類	給付/助成内容	利用者自己負担	根拠法令
病　院	医療保険による給付	入院時食事療養費により算出	医療法
介護老人保健施設	介護保険による給付	介護認定のランクによる給付割合	介護保険法
事業所	福利厚生費による助成	食材費＋調理費または全額	労働安全衛生法
学　校	国・県・市町村からの給付	おもに食材費	学校給食法
保育所	国・県・市町村からの給付	保育料の一部として負担	児童福祉法

病院等医療施設への入院時の食事は，医療法により医療行為の一環と位置づけられ，診療に関わる費用とみなされる．患者１人の入院中の給食にかかる費用は，入院時食事療養費*として算定される.

* 入院時食事療養費については§9·1医療施設（p.125）参照.

介護老人保健施設などでは，食費は自己負担である．しかし，特定の疾患をもつ入所者に介護保険に指定される療養食を提供した場合は，基本の食費に加えて介護保険法による給付がある．入所者が施設に支払う総額のうち介護保険による部分は，介護度に合わせた給付比率で算定され施設に支払われる.

事業所給食は，福利厚生の一環として実施されている．事業所給食の費用は食材費を利用者の自己負担とし，残りを福利厚生費として助成していることがあるが，その給付比率は事業体により異なる．

学校給食における費用の負担は学校給食法に定められている．生徒の保護者は，食材費などを負担する．そのほか給食で発生する費用は，国・県・市町村による税金により運営されており，保護者負担率は給食1食にかかる費用の4割程度である場合が多い．学校給食費調査（文部科学省，2014年度）によると，小学校での月々の保護者負担は約4270円である．

保育所給食は保育費に含まれる保護者負担と税金による給付で，児童福祉施設の設備及び運営に関する基準*1 に沿って運営されている．入所児童の給食に要する食材費（3歳未満児については主食および副食給食費，3歳以上児については副食給食費）は，一般生活費として保育所運営費国庫負担金の給付に含まれ，保護者はその一部を保育料として負担している．

*1 "児童福祉施設の設備及び運営に関する基準"については§9・3（p.133）参照．

2・2 給食施設の運営と会計

給食施設は資金を元に材料を購入し給食をつくり提供することで，利用者や保険，税金から支払いを受け，給食運営にかかった費用を回収している．資金提供者に対しては，どのようにその資金を使って活動し，どのような成果を得たのかなどの資金の使途を報告する義務がある．活動中の金銭や物品の出納については，簿記のルールに従って各種の帳簿が作成される．これらの書類によって報告が行われ，また経営者や管理者は組織の経営状態を把握することができる．これを**会計**という．

会 計

一般に会計の種類は，財務会計と管理会計の二つに分けられる（表2・2）．

表2・2 会計の種類

会計の種類	報告期間・内容	報告対象者
財務会計	一定期間の経営状態を社外へ報告	株主など出資者 国税庁 税務署 自治体
管理会計	1年間の部門別経営状態を社内へ報告	経営者 営業管理者 製造管理者

- **財務会計**：一定期間の活動で生じた資金の収支などの経営状態を，株主など出資者や，国税庁および税務署など外部に報告する目的で行われる．納税はこの報告に基づき行う．
- **管理会計**：組織内部の経営者や各部門の管理者に対して，各部門の資金の収支や資金の流れを会計書類として報告し，経営者の意思決定*2 や，組織全体および各部門の業績を把握することを目的として行われる．管理会計は，原価計算と予算管理を基本とし，組織内部のさまざまな活動や組織の戦略と関連付け，標準原価（望ましい原価）計算，経営分析，予算統制に用いられる．

*2 現在の給食運営方法の良否の判断や，品質向上を目的とした設備投資や業務拡大の可能性を決めること．

2・3 財務諸表

財務諸表

財務諸表とは，資金をどのように調達し，どのように使って経営の成果をあげたかを示す資料であり，外部に公開される．貸借対照表，損益計算書，キャッシュフロー計算書は財務三表といわれる．これらはまた，決算書ともよばれ，企業の経営状況を三つの視点で示している．

- **損益計算書**：一定期間にどのような利益があったのか，利益の種類を知る．
- **貸借対照表**：ある時点で事業資金をどう集めて（借入など）どう保有しているかを知る．
- **キャッシュフロー計算書**：一定期間にどのようなお金の使い方をしていたのかを知る．

給食の場合では，調理業務等を委託する際や取引をする食品業者との契約に際し，経営状況を確認するための資料となる．

2・3・1 損益計算書

損益計算書

一定期間にどれだけの売上高をあげて，費用がどのくらいかかり，その結果いくら利益があったのかを示したものである（表 2・3）．そこで示される売上高は“収益”といい，収益から費用を差し引いた金額を“利益”という．この損益計算書では，一定期間にどの活動でどのような利益を得たのかを把握することができる．

表 2・3 損益計算書（例）

科　目	金額〔100 万円〕
売上高	20,000
売上原価	15,000
売上総利益〔売上高－売上原価〕	5000
販売費・一般管理費	3800
営業利益〔売上総利益－(販売費＋一般管理費)〕	1200
営業外収益	100
営業外費用	200
経常利益〔営業利益＋(営業外収益－営業外費用)〕	1100
特別利益	50
特別損失	300
税引き前当期利益〔経常利益＋(特別利益－特別損失)〕	850
法人税などの税金（国・地方公共団体へ）	400
当期利益〔税引き前当期利益－法人税などの税金〕	450

2・3・2 貸借対照表

企業の決算日の財務状態を示したものであり，“資産”と“負債および資本”の関係を一覧表にしたものである（表2・4）．表の左側を借方，右側を“貸方”とよび，表の左右で数字のバランスがとれていることから**バランスシート**ともよばれる．

貸借対照表

表2・4 貸借対照表（例）

資産の部（借方）		負債および資本の部（貸方）	
科　目	金額〔千円〕	科　目	金額〔千円〕
流動資産	×××××	流動負債	××××
現金および預金	××××	支払い手形および買掛金	××××
受取手形および売掛金	××××	短期借り入れ金	××××
棚卸資産	××××	納税引当金	××××
その他	××××	その他	××××
固定資産	×××××	固定負債	××××
有形固定資産	××××	長期借入金	××××
建　物	××××	退職給付引当金	××××
機械・設備	××××	その他	××××
土　地	××××	負債合計	××××
無形固定資産	××××	自己資本	××××
投　資	××××	資本金	××××
出資金	××××	資本剰余金	××××
投資有価証券	××××		
繰延資産	×××××		
資産合計	××××××	負債・資本合計	××××××

流動資産：預金など現金化可能な増減しやすい資産．

固定資産：土地などの長期に保有する資産．

繰延資産：効果が将来的に期待できる開発費などの支出済の資産．

資産の部（借方）では会社の財産を3種類の資金の運用形態別に示している．

負債および資本の部（貸方）では，活動の資金の種類を示している．負債は借り入れによって調達した資金であり，他人資本ともよばれる．返済義務があり，返済期間によって流動負債と固定負債の2種類に分けられる．**自己資本**は返済義務がない資金である．

流動負債：短期返済の負債．

固定負債：長期に使用可能な負債．

2・3・3 キャッシュフロー計算書

キャッシュフロー計算書は，一定期間の現金の流れをみる決算書である．“営業活動”，“投資活動”，“財務活動”に分け，どの活動で収入を得て，どの活動で支出があったのかをわかるようにしたものである．営業活動によるキャッシュフロー計算書の例を表2・5に示す．

キャッシュフロー計算書

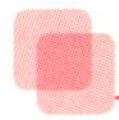

2・4 給食の原価構成

原価とは，給食の生産にかかった費用をさす．給食の原価構成を図2・1に示す．

原価構成

- **販売価格**：総原価（直接費および間接費）に利益を上乗せしたものである．

表 2・5　営業活動によるキャッシュフロー計算書（例）

I. 営業活動によるキャッシュフロー	
税金等調整前当期純利益	×××
減価償却費	×××
連結調整勘定償却費	×××
貸倒引当金の増加額	×××
受取利息および受取配当金	−×××
支払利息	×××
為替差損	×××
持分法による投資利益	−×××
有形固定資産売却益	−×××
損害賠償損失	×××
売上債権の増加額	−×××
棚卸資産の減少額	×××
仕入債務の減少額	−×××
小 計	××××
利息および配当金の受領額	×××
利息の支払額	−×××
損害賠償金の支払額	−×××
法人税等の支払額	−×××
営業活動によるキャッシュ・フロー	×××

直課（**賦課**）：製品ごとに計算できる費用を割り当てること．直課できるものは直接費として扱われる．

配賦：基準により分配率を決めて配分すること．配賦できるものは通常間接費である．

- **総原価**：製造原価，販売経費，一般管理費で構成されている．
- **製造原価**：製造直接費と製造間接費で構成されている．製造直接費は食事をつくるためにかかる原価であり，**直接原価**ともいう．製造間接費は，食事1食に換算できない費用を，条件をつけて重みづけを行い，食事の費用に配分したものである．
- **製造直接費**：直接材料費，直接労務費，直接経費の三つで構成され，実際の料理や食事の生産単価に換算が可能な費用である．

給食ではカフェテリアやアラカルト（副菜やデザートを複数準備するなど）など，利用者が嗜好に合わせて料理を選択できる販売方法も多くなった．このような方式で給食を提供する施設では，料理ごとに販売価格が設定されている場合が多い．その際，総原価に対する利益の割合は料理ごとに異なる．それぞれの料理の利益率は目標利益や販売実績により決定する．

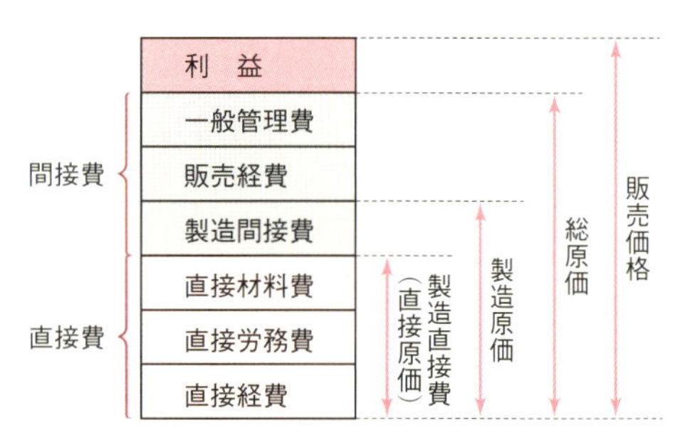

各項目の内容（例）†

一般管理費	設備・備品等の減価売却費
販売経費	食事の運送，食器回収など販売や提供に関する業務の費用
製造間接費	検便・健康管理費，手洗い洗剤・消毒剤，作業着洗濯代など
直接材料費	主食・副食，調味料などの食材費
直接労務費	調理を直接担当する調理員などの労務費（賃金，諸手当，福利厚生費など）
直接経費	水光熱費，設備修繕費，水質検査費，ふきん代，外注加工費など

† 項目の内容は施設により異なることがある．

図 2・1　給食の原価構成

原価構成表の各費用名が含む内容は，財務諸表と連動するため，それぞれの給食施設の会計で設定した費目別分類を使用することから，施設によって若干異なることがある．

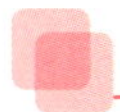

2・5 給食の原価管理

原価管理とは，収入と支出のバランスを考え，利益が得られる（収支がマイナスにならない）ように費用を管理することである．

原価管理

2・5・1 原価管理の目的

原価管理の目的は，以下の四つがあげられる．

1）望ましい原価（**標準原価**）を設定し，実際にかかった原価（**実際原価**）を計算する．
2）実際原価と標準原価を比較し，その差異を確認し原因の分析を行う．
3）分析結果を経営者へ収支を報告する．
4）組織内部で原価の見直しなどの PDCA 活動に活用する．

標準原価
実際原価

また，原価計算の目的は，① 販売価格の決定，② 予算の作成・管理，③ 各部門予算の統制，④ 運営方法の見直し，⑤ 財務諸表の作成があげられ，経営など内部統制としての機能だけでなく，財務会計や管理会計と連動している．

給食の品質を維持するためには，ムダのない資金の使い方をしなければならず，そのために原価管理が重要である．

適正な原価を維持するためには，食数の変動を考慮した食材発注も重要である．病院では患者の急な入院，事業所では競合飲食店の利用などにより食数は毎日一定ではない．しかし，食材発注は食数が確定するよりも前に行うため，食数の変動を予測して過不足なく食事を提供できるような管理が求められる．給食は品質を維持したうえで，無駄のない資金の使い方をしなければならない．そのためには，日々の給食提供にどれだけの資金が使われたのか，週間，月間，四半期など一定期間に提供した給食に要した実際の原価発生のプロセスと費用の収支を正確に把握することが重要である．献立作成時の原価の条件は，主菜なら総原価の 30〜50％，副菜は総原価の 40％ というように，売上構成比から目標となる食材原価率を設定する．このほか定食は 1 食 300 円，副菜単品は料理ごとに 50 円などと原価を定める場合もある．

2・5・2 原価管理の手順

原価管理の手順を図 2・2 に示す．

1）計画：部門の経営戦略に沿った利益の目標を立て，前年度の予算や実績を参考に予算を立て，給食の標準原価や売上目標を設定する．
2）実施：計画に沿って給食を生産し，提供する．一定期間（月間，四半期，半期，年間）ごとに売上を集計し実際の原価を計算する．

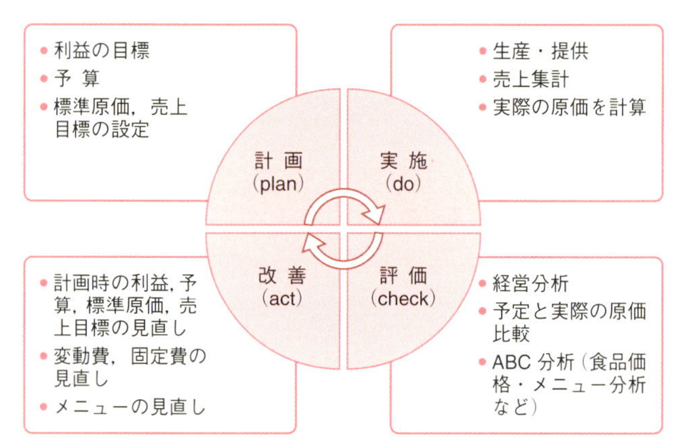

図 2・2　原価管理の手順［石田裕美，冨田数代 編，"給食経営管理論"，p.129，医歯薬出版（2013）をもとに作成］

3）評価：一定期間ごとに実施状況を評価する．評価方法は，期間売上目標の達成度の推移などから経営分析を行い，利益の把握を行う．また，予定と実際の原価を比較し，その差異が生じた場合には，ABC 分析*や実際の現場の状況を調査するなど，原因の把握を行う．

* ABC 分析については §2･6･3（p.28）参照．

4）改善：原因の改善に向け，経営者や各階層での管理者と情報交換を行い計画の見直しを行う．

これらを継続的に行うことが原価管理である．

2・6　給食の費用分析

給食の費用分析にはおもに，① 原価の差異分析，② 損益分岐点分析，③ ABC 分析を用いる．費用分析により明らかになった問題点は，各管理業務における改善事項としてフィードバックを行う．

2・6・1　原価の差異分析

原価の差異分析

食材ロス

実際原価から標準原価を差し引き，差異を確認することで原価管理の計画が適切であるかを評価する．食材は仕入れた分をすべて使えるわけではない．原価の差異が生じる要因には食材ロスの発生がある．給食で発生する食材ロスには以下の原因があげられる．

• 発注ロス：発注ミスによる発注量過多，購入可能単位量（ポーションサイズ）と使用量の差が大きい，検収時の確認ミスによる納品量過多や不良品の受入れ．
• 調理ロス：予定の廃棄率に比較して実際の調理中の廃棄率が高い，調理中の落下や味付け等のミスによる廃棄，食材使用量が基準量より多い．
• 在庫ロス：不適切な保存・管理による食材廃棄，盗難，棚卸表と実際の在庫量とのずれ．

食材ロスには必ず発生するロス（標準ロス）と管理不足により発生するロスがある．いずれにしても食材ロスは発注時の食材原価に含まれるので，見過ごしてはいけない．食材ロスのほかに原価の差異を生む要因として，予定食数と実際食数とのずれ，天候不順による生鮮食材の価格高騰なども関係する．

原価の差異分析は，食材日計表や検収記録簿等の関係する帳簿にさかのぼって行う．それに加え，栄養管理，献立の設計，作業管理，調理員の教育訓練など各管理業務にその問題点をフィードバックし，相互の連携による対応策を講じることが必要である．

2・6・2 損益分岐点分析

給食業務では，食材費の支払いは次の月にまとめて行う（月末締め翌月払い）ことが多く，間接費も発生するため，毎日の給食の提供にかかった費用をリアルタイムで把握できない．そのため，**損益分岐点分析**を活用し，日々の給食運営において利益が生じているかを判断する．**損益分岐点**とは，売上高とかかった費用（固定費，変動費）が同額になり，利益も損失も出ない金額である．その日の売上高と損益分岐点の費用を比べることで，利益があったかどうかを判断する．

損益分岐点分析
損益分岐点

- **固定費**：売上高に関係なく発生する費用（食堂の賃貸料，調理員などの労務費，調理機器のメンテナンス料など）である．常にほぼ一定額が発生する．損益分岐点は固定費を下回ることはない．
- **変動費**：給食の材料など食数の変動に連動して増減する費用（食材費，製造における消耗品など）であり，売上に伴い変化する．

固定費
変動費

損益分岐点分析は，以下を目的として行う分析手法である．
・損失を出さない売上額の目標設定，固定費や変動費の目標設定
・利益も損失も出ない売上金額の把握
・実際の売上金額から収益状況を把握

a. 計算による損益分岐点の求め方　損益分岐点は，変動費と固定費，売上高から以下の計算式により算出できる．

損益分岐点 ＝ 固定費 ÷（1 − 変動費率）＝ 固定費 ÷（1 − 変動費 ÷ 売上高）

損益分岐点売上高の算出

月の売り上げが 230 万円で，変動費が 125 万円，固定費が 90 万円の食堂の損益分岐点売上高を計算する．計算式に当てはめると，

損益分岐点売上高 ＝ 90 万円 ÷ {1 −（125 万円 ÷ 230 万円）} ≒ 196 万円

損益分岐点売上高は 196 万円になる．月商が 196 万円を超えれば，利益が出る．このため，目標は 196 万円を上回る売り上げ増加の取組みが必要といえる．なお，損益分岐点売上高は低い方がよいので，同時に固定費，変動費においても適正か検討を行う．

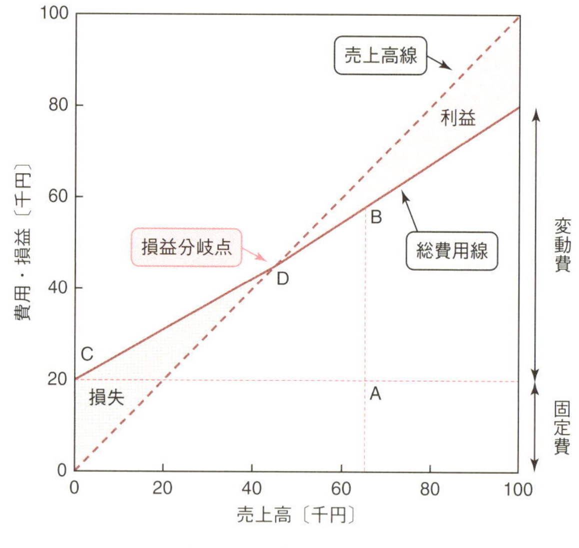

図 2・3　損益分岐図

損益分岐図

b. 損益分岐図　損益分岐点を図示したものが図 2・3 である．これを**損益分岐図**または**利益図**という．縦軸は費用および損益，横軸は売上高を示す．

損益分岐図は一定期間の売上高，固定費，変動費データにより作成する．

① 売上高線を引く：左下の 0 点から右上隅に線を引く．

② 固定費を引く：固定費は一定なので，固定費の金額を縦軸にとり横軸に水平に線を引く．

③ 総費用線を引く：ある時点で，販売している食数での売上高を横軸にとり，固定費（A）に変動費を加えた金額を B とする．売上高 0 のときの固定費（C）と B をつないで線を引いたものを総費用線とする．

売上高線と総費用線の交点が損益分岐点（D）である．売上高線と総費用線の間の部分は，損益分岐点から上部が利益を示し，下部が損失を示す．固定費の管理は，正社員の給料など労務費の見直しや水光熱費などの経費を節約することなどであり，変動費の管理は，食材の適正価格やパート調理員の給料などを見直すことである．

固定費を下げることで損益分岐点も下がる．損益分岐点を下げることで利益を生む経営となり，経営を安定化させる方向に向けることができる．

給食施設では，損益分岐点分析を流用した管理を行うことで，むやみに費用を削減するのではなく，適正な原価で品質の良い食事を提供し販売することができる．売れ残りが出ることなく販売することが安定した経営を維持することにつながる．

2・6・3　ABC 分析によるメニューの改善

ABC 分析

＊ 食材費の ABC 分析については§4・6・2（p.53）参照．

ABC 分析は，食品の在庫管理や食材費，メニューの販売数など，おもに変動費の管理に使われる*．“重点分析”ともよばれる手法である．

給食メニューの改善を目的として ABC 分析を行う場合，一定期間のメニュー

表 2・6 メニュー別の売上高集計表（例）

メニュー名	単価	売上		売上高占有比率（%）	売上高累積比率（%）	
		食数	金額〔円〕			
からあげ定食	650	600	390,000	27.3	27.3	Aグループ
煮魚定食	700	450	315,000	22.1	49.4	
プレートランチ	550	500	275,000	19.3	68.7	
カレーライス	400	320	128,000	9.0	77.7	Bグループ
コロッケうどん	350	250	87,500	6.1	83.8	
スパゲッティセット	740	110	81,400	5.7	89.5	
ラーメン	450	165	74,250	5.2	94.7	Cグループ
とろろそば	350	80	28,000	2.0	96.7	
牛丼	400	40	16,000	1.1	97.8	
健康弁当	650	20	13,000	0.9	98.7	
中華定食	800	15	12,000	0.8	99.5	
レバニラ定食	750	10	7500	0.5	100.0	
合計		2560	1,427,650	100.0		

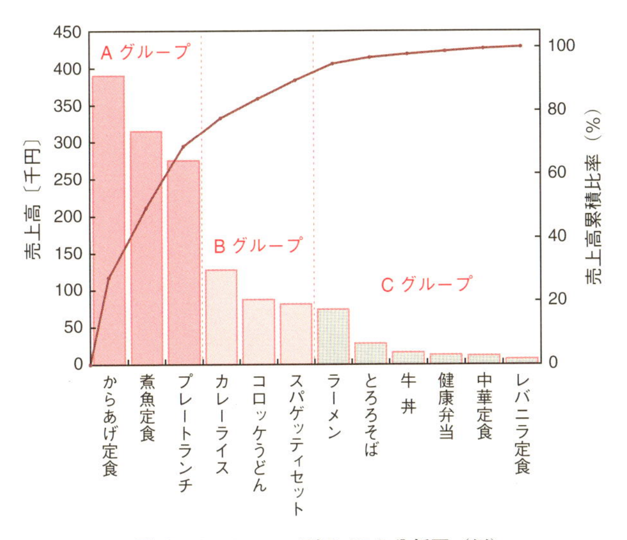

図 2・4 メニュー別の ABC 分析図（例）

別売上高を集計し，総売上金額に対する売上高占有比率を求める．次に売上高占有比率の高い順から累積した売上高累積比率を算出し，以下の条件で ABC の三つのグループに分類する．

・A グループ：70〜80％ を占めるメニュー
・B グループ：80〜90％ までのメニュー
・C グループ：90〜100％ のメニュー

メニュー別の売上高集計表の例を表 2・6 に示す．図 2・4 はメニュー別の売上高（棒グラフ）と売上高累積比率（折れ線グラフ），さらにA, B, Cのグループ分けを示したものである．これを**ABC分析図**という．Aグループは売上高が高いグループでありメニュー改善の対象にはならない．BグループはAグループに比較して総売上金額に対する貢献度は低いがCグループよりは高いので，検討すべき対象としての順位は低い．Cグループは総売上金額に対する貢献度は最も低く，検討すべき対象である．

3 栄養・食事管理

1. 各給食施設における利用者のアセスメント情報に基づき，栄養・食事管理の目標を立てる．
2. 給与栄養目標量設定の方法として，食事摂取基準を活用する．
3. 献立作成基準と食品構成の意義について理解する．
4. 中枢的役割をもつ献立の情報により，食材管理，作業管理，衛生管理などのサブシステムに展開していく．
5. 利用者は，栄養情報と結びつけ自分の健康に適する食事を理解し，また選択時の判断材料にすることができる．提供した食事や情報が望ましい食行動に結びついているか評価し，栄養教育の改善につなげる．
6. 栄養・食事管理業務は，PDCA サイクルに沿って行い，評価結果に基づき改善し，次期計画にフィードバックする．

3・1 栄養・食事管理とは

栄養・食事管理

栄養・食事管理とは，**栄養補給**と，**栄養教育**の二つの役割を意味する．すなわち，一つは継続して食事をする利用者に必要な栄養量を満たした食事を提供する．もう一つは提供する食事が空腹や嗜好を満足させるだけでなく，栄養・食生活についての正しい情報を提供し，望ましい食事の選択や食べ方について学習できる場とすることである．

3・1・1 栄養・食事管理の業務の流れ

PDCA サイクル

食事計画

栄養・食事管理業務の流れは，Plan（計画），Do（実施），Check（評価，検討），Act（改善）の **PDCA サイクル**に基づき，継続的に実施することが基本となっている（図 3・1）．図に示した PDCA サイクルは，［Plan］施設や給食の目的から，および利用者の栄養アセスメントから対象集団の特性を把握し，栄養計画，献立計画および栄養教育計画を立案する（**食事計画**），［Do］食事計画の実施を行う，［Check］給与栄養量の確認，摂取量の把握，献立内容，品質管理，身体状況および栄養状態について評価する，［Act］一定期間ごとに評価の結果と利用者の特性を見直すことにより，食事計画を改善していくという循環のシステムである．なお，日本人の食事摂取基準（2015 年版）には，アセスメントの結果から，食事摂取基準を適用した食事改善計画と実施のシステムが示されている．

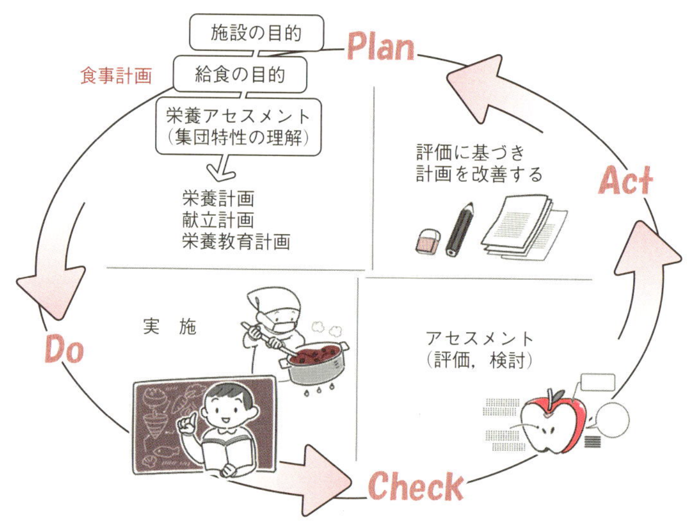

図 3・1　PDCA サイクルに基づく栄養管理業務

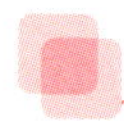

3・2 栄養計画

3・2・1 栄養アセスメント

栄養アセスメント

健康増進法第 21 条では，同法施行規則に定める“栄養管理の基準”に従って適切な栄養管理を行わなければならない．また，“栄養管理の基準”のなかで，特定給食施設の“利用者の身体状況，栄養状態，生活習慣などの評価（アセスメント）を定期的に行うよう努めること”と明記されている．

a. 集団特性の把握　利用者の特性を把握するための必須項目は，性別，年齢，身体活動レベル，身体特性（身長，体重）である．これらの情報をもとに，集団の中で特性の類似する利用者を区分し栄養計画を立てる．また，把握したい項目は，施設の特性や目標などにより異なるので，対象と施設の特徴に応じたアセスメントが必要である．アセスメントの結果を給与栄養目標量の設定や評価に用いることの意義について，情報を共有する仕組みづくりも必要となる．

b. 食事摂取量のアセスメント　食事摂取状況を把握することは，利用者に必要なエネルギーや栄養素摂取量をアセスメントするために重要である．利用者の 1 日の食事摂取量のうち，給食からの摂取量の割合を把握することにより，利用者への給食の寄与量をどのようにすべきかを考えることもできる．一方，3 食の食事を給食で摂取していたとしても，給食以外に摂取している場合もあり，それを含めた摂取量の把握が必要となる．

食事摂取状況の把握には，残菜調査と食事調査を行うが，特に食事調査については利用者の過小・過大評価，日間変動に注意しなければならない．また，残菜量を測定するには盛り付け量（できあがり量）を把握する必要があるが，配食方法によっては盛り付け時に量の調整を行う場合もあり，提供量にばらつきが生じる．病院や高齢者福祉施設などで摂取量を把握する方法として，目測による把握方法がとられている．個人を対象とした**目測法**による残菜調査の妥当性と信頼性については，1人当たりの提供量が同一の食事において，対象者の食事摂取量を正確に推量することのできる手法であると報告されている．日常業務として目測法による残菜調査を無理なく実施するには，必要以上に手法を煩雑にせず，シンプルな方法を選択することが重要であると示唆されている．しかし，その方法論の妥当性評価が必要である．

c. 利用者の嗜好・満足度調査　一般的に嗜好は，年齢，性別，生活環境，食経験などといった要因によってさまざまである．**嗜好調査（喫食量調査）**は，アンケート調査や，定期的に訪問して直接聞き取る方法もある．提供した食事は，すべて食されてこそ栄養学的な効果が期待できる．より**顧客満足度**を向上させるためにも，嗜好調査を定期的に実施し献立にフィードバックすることが重要である．

d. 食事の提供量　給与栄養目標量に基づき，献立を作成し調理した食事を適切に提供しなければならない．盛り残しや残菜が多ければ，その原因を究明し，PDCAサイクルに基づき栄養管理の品質目標や給与栄養目標量，献立作成基準を見直し改善する必要がある．

3・2・2 栄養補給計画――個別対応の方法

栄養補給計画

事業所の場合であれば，健康診断の結果からやせや肥満の人に対して，産業医・保健師らと連携して個別対応を行うことが望ましい．肥満であれば，エネルギーが低めの定食や，主食や主菜の量を少なめにした料理を選択できるようにし，メニュー選択の方法や食べる早さなどについて指導を行う．本人がストレスにならないよう，満足できるようなメニューの工夫をする．

児童に対しては，成長曲線を用いて発育状況を継続的に観察し，基準から離れた児童に対して担任や養護教諭らと連携して個別に対応する．この時期は特に養育者に対する栄養教育も重要であり，肥満であれば，おかわりの仕方や食べる速さ，偏食などの指導，成長期であることから食事だけでなく運動と併せて改善していくことが望ましい．

高齢者福祉施設や病院においては，それぞれの身体状況に応じた食種が選択される．薬剤との関係により，禁止される食品への対応も求められる．しかし，可能な範囲で選択食を実施し，利用者が複数の献立から選択できるようにする．さらに，個々の嗜好にも対応し，主食の選択（飯，パンなど），形状（常食，軟飯，粥（かゆ）など）の選択，主菜や副菜の食品も嗜好への対応を行うとよい．

3・2・3 食事摂取基準の活用と給与栄養目標量の設定

特定給食施設において，食事摂取基準を活用するに当たっては，① 給食で1日の食事のどのくらいを担うのか，② 対象者の個別データをどのくらい把握することができるのか，③ 個人に対してどのくらい栄養管理・指導の介入が行えるのかを把握（理解）する．

給与栄養目標量

給与栄養目標量の設定には，対象者および対象集団の栄養状態の把握が不可欠である．それとともに，施設での食事提供方法，個別対応能力なども含めて検討する必要がある．提供する食事数，食事の種類，提供方法などを考慮したうえで目標量を複数設定できるか否かを検討する．食事摂取基準を活用して給与栄養目標量を設定するには，以下の考え方が基本となる．

- **エネルギー量**：適正体重の人の割合を増やすことを目標にする．
- **推定平均必要量**：推定平均必要量を下回る人の割合を減らすように立案する．
- **目安量**が策定されている栄養素：目安量を下回る人の割合を減らすように立案する．
- **耐容上限量**が策定されている栄養素：耐容上限量を超えて摂取することがないよう立案する．
- **目標量**が設定されている栄養素：目標量を逸脱して摂取している人の割合を少なくするよう立案する．

a. 給与エネルギー目標量の設定：体重情報が得られない集団の設定例

性別・年齢階級・身体活動レベルから推定エネルギー必要量を算定する．

(1) 年齢構成表をもとに，身体活動レベル別に対象人数を記載する（表3・1①）．食事摂取基準のエネルギー量（表3・1②）により，エネルギー階級別合計を算出する（表3・1③）．

(2) 1日当たりの給与エネルギー目標量を決定する（表3・1④）．

(3) 1食当たりの給与エネルギー目標量が必要な場合は，生活習慣などを考慮して，1日当たりの給与エネルギー目標量に対する各食事の割合を決定する（表3・1⑤）．

表 3・1　集団の給与エネルギー目標量の算出 [a]

年齢〔歳〕	性別	身体活動レベル	②〔kcal/日〕	①対象者数〔人〕	③エネルギー〔kcal〕階級別合計（①×②）
18～29	男	Ⅱ	2650	15	39,750
	女	Ⅰ	1650	10	16,500
		Ⅱ	1950	150	292,500
30～49	男	Ⅰ	2300	10	23,000
	女	Ⅰ	1750	7	12,250
		Ⅱ	2000	15	30,000
50～69	男	Ⅰ	2100	5	10,500
		Ⅱ	2450	10	24,500
		Ⅲ	2800	23	64,400
	女	Ⅰ	1650	5	8250
④			合計	250	521,650

対象者を性・年齢別に身体活動レベルで分ける

給与エネルギー目標量（1日）521,650 kcal÷250人＝2087≒2100 kcal

↓

⑤給与エネルギー目標量（1食）朝：昼：晩＝2：3：3（昼3/8）788≒800 kcal

a）藤原政嘉ら，“献立作成の基本と実践”，p.35，講談社サイエンティフィク（2014）より改変．

b. 給与エネルギー目標量の設定：基礎代謝基準値を用いる方法

利用者ごとの栄養アセスメントで得られた年齢階級，性別，身長・体重，身体活動レベルを把握する．基礎代謝基準値に体重を乗じて基礎代謝量を求め，推定エネルギー必要量を算出する．

推定エネルギー必要量(kcal/日) ＝ 基礎代謝量(kcal/日) × 身体活動レベル
基礎代謝量(kcal/日) ＝ 基礎代謝基準値(kcal/kg/日) × 体重(kg)

対象集団の肥満ややせの割合を考慮し，肥満ややせの割合が減少するように計画する．給与エネルギー目標量を設定する場合，1日当たり ±200 kcal 程度が許容される範囲とされている．したがって，推定エネルギー必要量の差が 400 kcal の範囲に収まる集団の場合には，給与エネルギー目標量は1種類を設定する．さまざまな属性の利用者が含まれる集団の場合は，推定エネルギー必要量の近い者を 400 kcal を目安にグループ化し，グループの数が設定する給与エネルギー目標量の種類数となる．表3・1の集団を三つのグループに分類した例を表3・2に示す．ただし，給与エネルギー目標量の設定数は，給食施設の食事提供の実現可能性を考慮し，柔軟に対応する．

c. 給与栄養目標量の設定（表3・2）

種々の給与栄養目標量をアセスメント結果に基づき設定する．

(1) たんぱく質，脂質，炭水化物の設定．

食事摂取基準（2015年版）では，たんぱく質，脂質，炭水化物はエネルギー

表3・2 複数の給与栄養目標量の設定例（1日当たり）[a]

エネルギー量〔kcal/日〕	1800[†1]	2200[†2]	2600[†3]
たんぱく質〔g〕 15％（13〜20％）	67.5 (50.0〜90.0)	82.5 (60.0〜110.0)	97.5 (60.0〜130.0)
脂　質〔g〕 25％(20〜30％)	50.0 (40.0〜60.0)	61.1 (48.9〜73.3)	72.2 (57.8〜86.7)
炭水化物〔g〕 60％(50〜65％)	270.0 (225.0〜292.5)	330.0 (275.0〜357.5)	375.0 (325.0〜422.5)
ビタミンA〔μgRE〕	500〜2700	650〜2700	650〜2700
ビタミンB_1〔mg〕	0.90 以上	1.20 以上	1.20 以上
ビタミンB_2〔mg〕	1.00 以上	1.30 以上	1.30 以上
ビタミンC〔mg〕	85 以上	85 以上	85 以上
カルシウム〔mg〕	550〜2500	650〜2500	650〜2500
鉄〔mg〕	9.0〜40.0	6.5〜50.0	6.0〜50.0
食物繊維〔g〕	18.0 以上	20.0 以上	20.0 以上
食塩相当量〔g〕	7.0 未満	8.0 未満	8.0 未満

†1 女性，18〜29，30〜49，50〜69歳，身体活動レベルⅠ，Ⅱ．
†2 男性，30〜49，50〜69歳，身体活動レベルⅠ．
†3 男性，18〜29，50〜69歳，身体活動レベルⅡ，Ⅲ．
a) 笹田陽子，"給食経営管理論"，p.41，光生館（2015）より改変．

産生栄養素バランスで策定されている．たんぱく質は推奨量を下回らず20％を超えない範囲で15％程度にする．脂質は20～30％の範囲で25％程度，炭水化物は50～65％の範囲で60％程度にする．食物繊維については目標量をそのまま給与栄養目標量とする．

(2) ビタミン，ミネラルの給与目標量の設定．

ビタミン，ミネラルは，推定平均必要量を下回らないように目標量を設定する．推定平均必要量や推奨量，目標量（下限）の指標は，利用者の食事摂取基準の中"最大値"を用い，目標量（上限）は"最小値"とする．

3・3 献立の機能

献立

献立とは，食事の内容を構成する料理の種類やその組合わせを示したものをいう．また，献立表は，1回の食事を単位とし，料理名のみを示す"メニュー"（"お品書き"）や，調理法および作業指示などを示す"レシピ"などがある．献立は単なる栄養補給ではなく，以下の5要素が備わっていることが望ましい．

- 文化的要素：地域特有の食材や調理法，食器やマナーなど
- 健康的要素：健康の維持増進を図る栄養バランスなど
- 嗜好的要素：美味しさに影響する食品，食事形態や食味の好みなど
- 調理機能的要素：調理機器の性能や調理施設のレイアウトなど
- 環境的要素：水光熱使用量の削減，廃棄ゴミの減量など

給食経営管理において，献立は製品であり，献立によって喫食者は摂取する製品（食事）が何であるかを知ることができ，提供者は何をつくるかを知ることができる．したがって，製品のデザイン（品質設計）が献立作成ということになる．製品は，喫食者の**ニーズ**や**ウォンツ***に対応できるようマーケティングの手法を用いて，より満足度の高い食事を開発し提供することが求められる．その際に，作業（調理）工程やコスト，作業能力，衛生的配慮など検討すべき課題は多い．したがって，以下に示す**献立の役割**を十分理解して作成することが重要である．

* ニーズやウォンツについては§1·5·4（p.11）参照．

献立の役割

- **給食運営の企画設計書**としての機能：献立は，給食の運営システムを企画する基礎資料である．対象者の特性とニーズに対応した食事内容，共食方法，予算などの要因，さらに施設・設備，必要人員などを算定して組まれる必要がある．
- **給食運営の実務の中心**としての機能：食材の購入，調理・配食等は，献立をもとに計画，実施される．供食した食事の記録が献立表であり，食事の残食量と喫食者の意見および経費などをもとに評価し，次期献立に反映する．
- **栄養教育の教材**としての機能：給食の場での栄養教育は，喫食者に喜ばれ受容される食事を提供することにより，実施することができる．学校給食では，食に関する指導の"生きた教材"となるよう，また地域の産物の活用や食文化の継承につなげる役割もある．

3・4 献 立 計 画

献立計画では，栄養素などの成分レベルを食事レベルに展開していく過程で，さまざまな専門知識と技能が必要となる．具体的には，① 利用者集団の給与栄養目標量をもとにした食品構成表の作成，② 献立作成基準の作成，③ 期間献立の立案，④ 毎食の献立の作成，の順に行う．喫食者の摂食機能状態や食物アレルギーの有無などを常に考慮し，安全な喫食が行われるように十分配慮して，適切な調理形態の食事を提供することが重要である．

献立計画

3・4・1 食 品 構 成

食品構成とは個人や集団に対し実施した栄養アセスメントの結果に基づき，望ましいエネルギーと栄養素が摂取できるよう，一定期間において“どのような食品群の食品を，どの程度提供し摂取してもらうとよいか”の目安量であり，これを示した表を**食品構成表**という．つまり給与栄養目標量を使用食品量で表したものである（表3・4参照）．

食品構成表を作成することで食品の偏りを防ぎ，その重量を満たすように各献立の使用食品重量を決定することで，給与栄養目標量を満たす食事計画が可能となる．なお，食品構成は，施設によって利用者の特性や嗜好，地域性や食習慣，給食費用などが異なることから，施設の実情に合わせて作成することが望ましい．

食品構成

食品構成表

食品構成（食品群）の分類: 食品構成を検討する際，食品を何種類に分類するかを検討する．決まった分類法はないが，代表的な栄養成分の種類や特徴により分類する．

3・4・2 食品群別荷重（加重）平均栄養成分表の作成

食品群別荷重平均栄養成分表とは，食品の使用比率を勘案した各食品群 100 g 当たりの栄養成分表のことで，食品成分表を用いて栄養量を算出する際に使用し，栄養出納の確認や栄養状況報告書の作成にも生かす．給食施設で使用する食品の種類や量が異なるため，食品群別荷重平均栄養成分表は施設ごとに作成することが望ましい．

食品群別荷重平均栄養成分表は，原則として1年間の実施献立表をもとに作成する（表3・3）．

食品群別荷重（加重）平均栄養成分表

食品群別荷重平均栄養成分表の重要性: 近年，食品群別荷重平均栄養成分表の作成は栄養管理ソフトを使用して自動集計することが多くなった．しかし，食品群別荷重平均栄養成分表の作成方法を理解し，食品構成表を作成し用いることで提供量および食品のバランスを整えることができる．

表 3・3　食品群別荷重平均栄養成分値[a]

(1) 食品群別	食品名	構成比率	重量	エネルギー	たんぱく質	脂質	カルシウム	鉄	ビタミンA	ビタミンB_1	ビタミンB_2	ビタミンC	食物繊維	食塩相当量	
		(%)	〔g〕	〔kcal〕	〔g〕		〔mg〕		〔μgRE〕	〔mg〕			〔g〕		
魚介類（生）	まあじ	51	51	61.7	10.56	1.79	13.8	0.36	5.1	0.050	0.102	Tr	(0)	0.2	(2)
	まさば	32	32	64.6	6.62	3.87	2.9	0.35	7.7	0.048	0.090	Tr	(0)	0.1	
	けんさきいか	17	17	14.3	2.98	0.17	2	0.01	1.2	0.002	0.003	0.3	(0)	0.1	
	計	100	100.0	140.6	20.16	5.83	18.7	0.72	14.0	0.100	0.195	0.3	(0)	0.4	(3)
	丸め合計			141	20.2	5.8	19	0.7	14	0.10	0.20	0	(0)	0.4	(4)

a) 藤原政嘉ら，“献立作成の基本と実践”，p.40，講談社サイエンティフィク（2014）より改変．

(1) 実施献立表より，使用した食品ごとの使用量を集計する．食品群別に，食品の構成比率を求め，その合計が 100 になるよう調整する．
(2) 食品別に構成比率を重量に置き換え，食品別に成分値を算出する．
(3) 算出した成分値を食品群別に合計したものを，その食品群別の荷重平均栄養成分値とする．
(4) 荷重平均栄養成分値は，食品成分表の桁数に合わせ四捨五入する．

3・4・3　食品構成表の作成（表 3・4）

(1) 主食となる穀類の使用量を決める．

食事摂取基準のエネルギー産生栄養素バランス*，主食パターンから穀類エネルギー比を決める．給与栄養目標量から穀類のエネルギー量を算出し，回数が少なく一つの単位が決まっているパンやめん類を算出して全体から引いて精白米で調整する．

* たんぱく質(P)，脂質(F)，炭水化物(C)からの供給エネルギー比率．

(2) 主菜の食品群（たんぱく質性食品）の使用量を決める．

給与栄養目標量のたんぱく質量から動物性たんぱく質比 40〜50% になる量を算出し，動物性食品（肉類，魚介類，卵類，乳類）の純使用量を決める．純使用量は，給食での 1 回の使用量とおよそ 1 週間当たりの使用回数から，1 回当たりの平均値として算出した量となる．

(3) その他の食品（おもに植物性食品）の決定．

施設の摂取頻度から検討し，大豆製品，いもなど，施設の一定期間（1 週間あるいは 1 カ月，1 年間など）の献立表をもとに使用頻度を調査し算出する．また，食生活指針などから，緑黄色野菜，その他の野菜，果物，きのこ類，藻類の純使用量を検討する．〔野菜：350 g/日（健康日本 21），果物：200 g（食事バランスガイド），きのこ類・藻類・種実類：おもにビタミン，ミネラル，食物繊維の供給源であるため，毎日少しずつ提供できるようにする〕

(4) 油脂類，砂糖および甘味類，調味料類の決定．

(1)〜(3) をもとに食品構成表を作成し，食品群別荷重平均栄養成分表から算出し，エネルギー量の合計と給与栄養目標量の差により油脂類，砂糖類，調味料類の純使用量を決定する．

3・4・4　献立作成基準の作成

献立作成基準

献立作成基準は，主菜，副菜といった料理区分ごとに使用する食材の種類や目安量を 1 食ごとに示したものである．たとえば，食品構成表をもとに，主食：小盛（精白米 50 g），普通盛（精白米 80 g），主菜：メインディッシュの魚や肉は 1 回 70〜90 g，副菜：緑黄色野菜 70 g，淡色野菜 130 g などと示している．毎食のそれぞれの料理に使用する食品重量の目安を示すことで，提供する料理をイメージした献立作成が可能となる．

3・4・5　期間献立の立案

期間献立

期間献立とは，献立作成基準に基づいた一定期間の献立計画を示したものであ

表 3・4 食品構成表[a)]

食品群	食品名	重量	エネルギー	たんぱく質	脂質	カルシウム	鉄	ビタミンA	ビタミンB$_1$	ビタミンB$_2$	ビタミンC	食物繊維	食塩相当量
		〔g〕	〔kcal〕	〔g〕		〔mg〕		〔μgRE〕	〔mg〕			〔g〕	
穀　物	精白米	160	570	9.8	1.4	8	1.3	0	0.13	0.03	0	0.8	0.0
	パン類	120	322	11.2	5.6	37	0.7	0	0.08	0.05	0	2.8	1.6
	めん類	30	113	3.9	0.7	5	0.4	0	0.06	0.02	0	0.8	0.0
	その他の穀物	5	18	0.5	0.2	1	0.1	0	0.01	0.00	0	0.2	0.0
いも類	い　も	50	46	0.9	0.5	3	0.3	0	0.05	0.02	16	0.8	0.0
	いも類加工品	5	5	0.0	0.0	2	0.0	0	0.00	0.00	0	0.1	0.0
豆　類	大豆製品	45	54	4.1	3.8	77	0.8	0	0.03	0.01	0	0.4	0.0
	大豆・その他の豆類	5	15	0.8	0.3	5	0.2	0	0.01	0.01	0	0.5	0.0
種　実		1	5	0.2	0.5	8	0.1	0	0.01	0.00	0	0.1	0.0
野菜類	緑黄色野菜	130	38	1.7	0.3	64	1.2	430	0.09	0.12	36	3.1	0.0
	その他の野菜	220	55	2.4	0.2	62	0.7	13	0.09	0.07	35	3.7	0.0
	野菜漬物	5	2	0.1	0.0	3	0.1	2	0.00	0.00	0	0.2	0.4
果実類	果　実	200	96	1.4	0.4	20	0.4	30	0.08	0.06	42	2.2	0.0
	果実加工品	10	8	0.0	0.0	1	0.0	1	0.00	0.00	1	0.1	0.0
きのこ類		10	2	0.3	0.0	0	0.1	0	0.01	0.02	0	0.4	0.0
藻　類		5	4	0.4	0.1	11	0.2	5	0.00	0.01	0	0.5	0.4
魚介類	魚介類（生）	60		11.3	3.7	23	0.4	14	0.05	0.10	1	0.0	0.2
	干物・塩蔵・缶詰	5		1.3	0.3	8	0.1	4	0.01	0.01	0	0.0	0.1
	練製品	5		0.6	0.1	1	0.0	0	0.00	0.00	0	0.0	0.1
肉　類	肉類（生）	60		11.5	7.7	3	0.4	11	0.21	0.11	1	0.0	0.1
	肉加工品	5		0.8	0.7	1	0.1	1	0.02	0.01	1	0.0	0.1
卵　類		45		5.5	4.6	23	0.8	70	0.03	0.19	0	0.0	0.2
乳　類	牛　乳	200		6.6	7.6	220	0.0	76	0.08	0.30	2	0.0	0.2
	乳製品	10	47	4.3	3.1	128	0.0	24	0.01	0.07	0	0.0	0.4
油脂類	植物性	10	86	0.0	9.3	1	0.0	1	0.00	0.00	0	0.0	0.1
	動物性	1	9	0.0	1.0	0	0.0	0	0.00	0.00	0	0.0	0.0
砂糖および甘味料		15	41	0.0	0.0	2	0.0	0	0.00	0.00	1	0.1	0.0
調味料類	食　塩	0.5	0	0.0	0.0	0	0.0	0	0.00	0.00	0	0.0	0.5
	しょうゆ	15	10	1.1	0.0	4	0.2	0	0.01	0.02	0	0.0	2.3
	み　そ	5	10	0.6	0.3	5	0.2	0	0.00	0.01	0	0.2	0.6
	その他の調味料	10	13	0.1	0.2	1	0.0	1	0.00	0.00	0	0.0	0.1
合　計			2001	81.3	52.6	725	8.7	683	1.07	1.23	137	16.9	7.2

(1) 主食となる穀類の使用量を決定（精白米・パン類・めん類の重量）

(2) 主菜の使用量決定（魚介類〜乳類のたんぱく質）

(3) いも類〜藻類

(4) 油脂類〜調味料類

a) 藤原政嘉ら，"献立作成の基本と実践"，p.42，講談社サイエンティフィク（2014）より改変．

る．最初に季節や行事などを考慮した年間計画を行う．次に，より具体的に献立を立案するため，一定期間の献立計画を行う．計画は，① 各回の献立の和洋中の別，② パンやめしなど主食の種類，③ 主菜に使用する食材（肉，魚，大豆製品などの種類や部位，切り方など）とその調理法，④ 和え物，煮物などの副菜の種類，⑤ 汁物の内容，⑥ デザートの有無と内容，の順に行い，さらに具体的な料理名まで決定する．期間献立を立案することで，同じような料理が続くことがなく，利用者が飽きない料理の提供が可能となる．

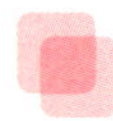

3・5 栄養教育計画

3・5・1 栄養教育教材としての給食の役割

給食施設は，利用者から見て食べ物へアクセスする場の一つである．いわゆる，生活環境の中に存在する一つの食環境となる．給食は，広義には外食産業の中に位置づけられるが，予算や嗜好が優先される一般飲食店の食事とは異なる．特定の人が継続的に食べることから，給食は利用者の習慣的な摂取量の一部となっており，身体の状況に直接影響を及ぼす．給食を利用する国民が多く存在することから，健康増進法では，特定・多数の喫食者に対し適切な栄養管理のもと，継続的に提供されることが義務づけられている．これは，国民の食環境を整える一環でもある．

2008 年 6 月，食育推進の観点から学校給食法の見直しが行われ，目的として“学校における食育の推進”が位置づけられたほか，栄養教諭は学校給食を活用した食に関する実践的な指導を行うことが新たに規定された．給食の時間における食に関する指導は，発達段階に応じて，楽しい食事，健康的な食事，衛生管理，食事環境の整備，自然の恩恵への感謝，食文化，食料事情などについて行

体　育
調和のとれた食事, 適切な運動, 休養および睡眠
病気の予防 など
家　庭
食事の役割
栄養を考えた食事
米飯とみそ汁の調理および
わが国の伝統的な日常食 など
理　科
植物の発芽，生長，結実
人の体のつくりと働き
消化，吸収，排出 など
社　会
わが国の農業や水産業
国民の食料を確保する重要な役割
自然環境との深い関わり など
道　徳
人々に感謝
郷土の伝統と文化，郷土愛
生活習慣の大切さと生活の見直し など
特別授業
食育の観点をふまえた学校給食と
望ましい食習慣の形成 など

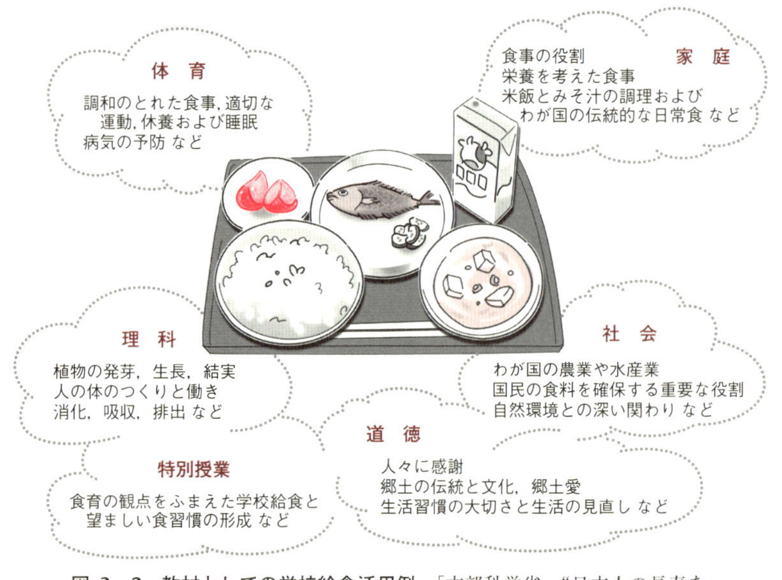

図 3・2 教材としての学校給食活用例 ［文部科学省，“日本人の長寿を支える「健康な食事」のあり方に関する検討会報告書”，より改変］

う．さらに，学校給食は，食に関する指導の“生きた教材”となり，各教科などの学習と食べる場面を結ぶ学習へと発展させることができる（図3・2）．

3・5・2 適切な食品・料理選択のための情報提供

a. 栄養情報の提供　栄養情報には，献立内容，献立やメニューの栄養表示，メニューの選び方，食材についての情報，食生活や健康（疾病）に関する情報などがある．利用者は，情報と結びつけ自分の健康に適する食事を理解し，また選択時の判断材料にすることができる．それゆえ，利用者が理解し活用できるよう情報を提供していかなければならない．もし，十分な活用ができないのであれば，栄養教育を含め方法や内容を検討する．栄養情報の提供方法としては，献立表の掲示，モデル献立の提示，メニューカード，卓上メモ（図3・3），給食だより，ポスターなどがある．

食物繊維をGETしよう！
近頃、野菜を食べていますか？
食物繊維は、小腸でのコレステロールの吸収を
防ぎ、体の外に出しやすくする作用があります。
そこで、野菜たっぷりランチはいかがでしょうか♪

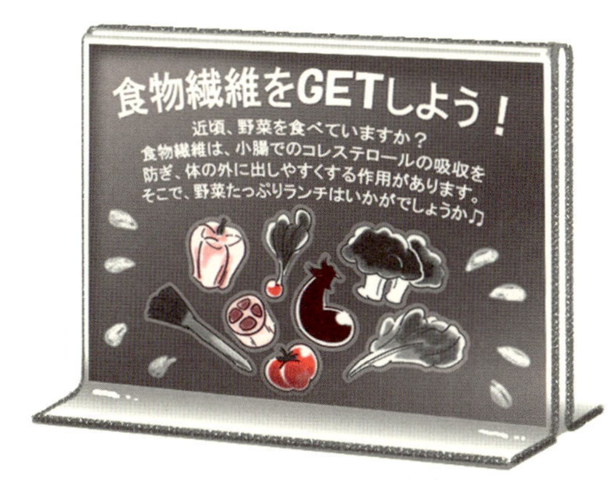

図 3・3　卓上メモ（例）

b. 栄養表示の活用　2015年4月に，**食品表示法**が施行された．その背景には，これまでの制度を一元化し，栄養表示を義務化することによって，消費者にわかりやすくかつ自主的・合理的な食品選択の機会を確保することがあげられている．また，現在の日本における一次予防，重症化予防の観点から，健康的な食生活を送るための重要なツールとして栄養表示の果たす役割は大きいと期待されている．食品中の成分表示は国際的に共通する動向であり，給食においてもこのような背景を理解し栄養表示を行っていく必要がある．しかし，情報提供において，栄養的な特徴や保健機能の特徴を短い文言でわかりやすく伝えようとすることで，表現に偽りが生じる可能性や，提供した情報を受取った利用者が誤って解釈する可能性も認識しておかなければならない（図3・4）．

＊ 食品表示法については§6·5·5（p.82）参照．

3・6 食事計画の評価，改善

食事計画の評価は，利用者による評価と給食提供者側からの評価に大別される．いずれにおいても，評価結果に基づいて改善し，次期計画にフィードバックすることが重要である．

食物繊維がたっぷり！
腸内を健康に保つのに役立つ！
コレステロールの吸収を防ぎ排出されやすくする
野菜たっぷりランチ
いかがでしょうか？

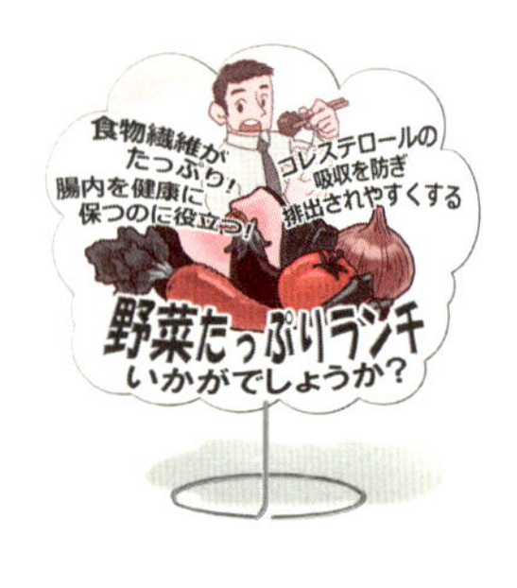

想定条件

1）施　　設　　：事業所（定食方式）
2）料　　理　　：野菜たっぷりランチ（ヘルシーメニュー）
3）取上げたい内容：野菜に含まれる食物繊維の生理機能
4）情報提供媒体　：POP（サンプルケース）
5）情報提供のねらい：アセスメントの結果，日常的にエネルギーと脂質摂取量が多く野菜摂取量が少ないという特徴のある利用者に対して，野菜たっぷりランチ（定食）に食物繊維の情報を提供することで，野菜を使用した料理への興味・関心を高め，野菜摂取量の増加およびヘルシーメニューの販売促進をねらいとする．
6）備　　考　　：1食当たりの食物繊維総量：7.2 g　（1定食当たり野菜 125 g）

表示内容の確認の流れ

STEP 1　取上げる献立・料理・食材に関する基礎情報の確認
　1）“野菜たっぷりメニュー”に含まれる食物繊維含量の確認
　2）1）で確認した含有量をガイドにある基準値と照合して評価
　　① 対象料理に対して食物繊維について表示することは適切か？
　　　（→食物繊維に関しては，“含む旨の表示の基準”は設定していない）
　　② 対象料理に対して“豊富（多く）”などの表示は適切か？
　　　（→“高い旨の表示の基準”（6.7 g 以上）を満たしており，表示は適切）

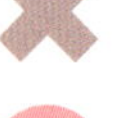

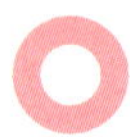

STEP 2　取上げたい情報に関するエビデンスを確認
　参考資料を用いて食物繊維の生理機能について確認

STEP 3　栄養情報提供の媒体作成

STEP 4　表示内容の確認
　不適切な表示が含まれていないか？

表現例

不適切例 ✕
この定食には食物繊維がたっぷり含まれています．
食物繊維は動脈硬化の予防に役立ちます．

適切例 ○
この定食には食物繊維がたっぷり含まれています．
食物繊維は小腸におけるコレステロールの吸収を防ぎ，体外に排出されやすくする作用があります．

考え方 ！
この定食には食物繊維が 7.2 g 含まれており，ガイドの“高い旨を表示する基準”を満たしており，“たっぷり含まれている”と表示することは適切であると判断される．
不適切例については，疾病の予防に関する表示が適切ではないと判断した．

図 3・4　給食を介した情報提供のための表示のつくり方（例）［日本給食サービス協会，“給食施設における栄養情報提供ガイド”，p.28（2015）より改変］

3・6・1　利用者による評価

提供した食事の品質に対して，利用者の満足度および食事提供サービスなどにより評価する．評価は，喫食量調査，嗜好調査，満足度調査，栄養教育教材の理解および関心度調査，聞き取り調査などによって行う．この結果をもとに，食事内容および栄養教育教材の改善に役立てる．

3・6・2　給食提供者からの評価

a. 利用者の栄養状態・食習慣の評価と改善

栄養アセスメントに基づき，利用者の栄養状態の評価を行う．評価結果を活用し，献立計画・献立作成基準を見直し PDCA サイクルにより改善する．また，提供した食事や情報が望ましい食行動に結びついているかなども評価し，栄養教育の改善につなげる．

b. 給食の栄養面からの評価と改善

提供した食事が，計画どおりの栄養量で利用者に供給されているか，予定献立表と実施献立表の差異で評価する．また，提供した食事が全量，摂取されたかどうかも評価する．盛り残しや残菜が多ければ，その原因が献立内容にあるのか，味，固さ，飲み込みやすさなど調理技術的な問題にあるのか，または給与栄養目標量の設定に問題があるのか検討する．食事摂取基準は，習慣的な摂取量の基準を示しているため，評価は一定期間ごとに（2～4 週間）評価する．また，献立面からも，一定期間のなかで食品構成に沿って実施されていたか栄養出納表を作成し，合わせて食材費などのコストや作業管理などについても計画どおり実施されたか評価する．

c. 給与栄養目標量の設定から摂取量把握までのプロセス評価

図 3・5 に評価の視点を示す．食事摂取基準（2015 年版）に示されている指標には，当然であるが給食運営上の誤差は考慮されていない．しかし，誤差が発生するのは必然的であり，給与栄養量（計画）をコントロールしても，提供量がその計算値に保たれるわけではない．よって，給食の提供量が適切であるかどうかを評価する方法としては，利用者の栄養状態を把握することになる．

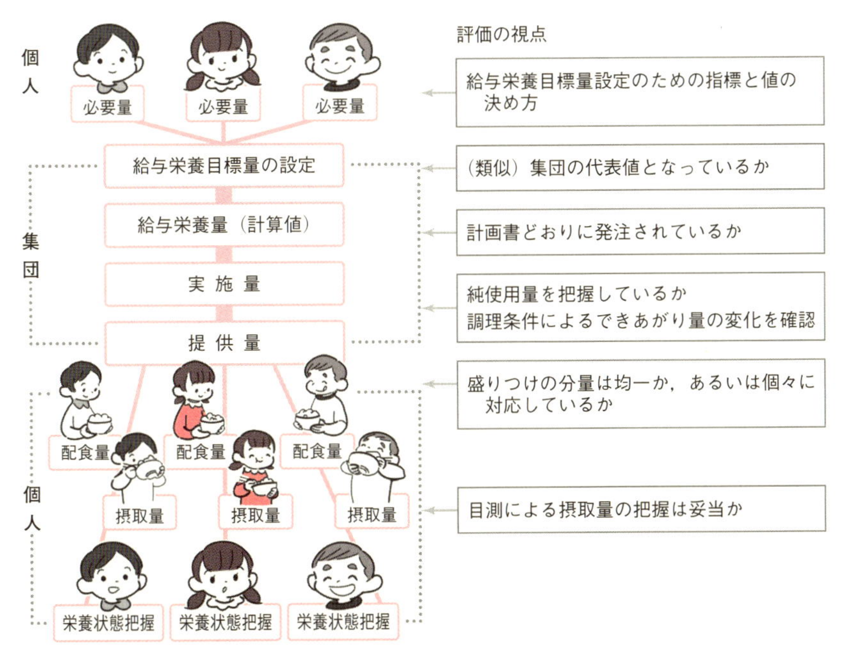

図 3・5 栄養量のフローチャートと評価の視点 ［小林奈穂ほか，栄養学雑誌，**71**（Suppl.1），S54（2013）より改変］

d. 栄養管理報告書：行政による評価

健康増進法に基づき，指定された月に，都道府県知事に対して栄養管理報告書を提出しなければならない．栄養管理報告書の内容は各自治体で多少異なるが，基本的に大差はない．ここでは，一例として大阪府の栄養管理報告書を示す（図 3・6）．行政は，報告書から施設の栄養管理状況を把握し，特定給食施設への指

特定給食施設栄養管理報告書（事業所・学校等用）　（平成　　年　　月分）

施設名 所在地 電話・FAX番号	設置者（職・氏名）
	給食責任者（職・氏名）
	作成者（職・氏名）
	※連絡先　電話番号：

【施設種別】1. 事業所　2. 学校　3.（　　　　　　）

給食従事者数（人）	施設 常勤	施設 常勤以外	委託業者 常勤	委託業者 常勤以外
管理栄養士				
栄養士				
調理師				
調理員				
その他				
合計				

委託業者	
名称	
代表者	
所在地	
電話番号	

【給食管理等について検討する会議】1. 有（　　回/年）2. 無

構成職種	
施設	施設長・管理栄養士・栄養士・産業医・保健師・看護師 事務職・調理師（員）・その他（　　　）
委託業者	管理栄養士・栄養士・調理師（員）・事務職・その他（　　　）

	朝食	昼食	夕食		合計
食数					
食材料費（円）/人					

【給食利用者の把握】1. 有（平成　　年　　月現在）2. 無

身体の状況			献立への配慮
1. 体格	肥満	%	1. 有（　　　）2. 無
	やせ	%	1. 有（　　　）2. 無
2. 高血圧		%	1. 有（　　　）2. 無
3. 脂質異常症		%	1. 有（　　　）2. 無
4. 高血糖		%	1. 有（　　　）2. 無

【食堂の禁煙対策】
全面禁煙（有・無）

身体活動レベル・年齢区分・性別人数

身体活動レベル		15～17歳	18～29歳	30～49歳	50～69歳	70歳以上
Ⅰ	男性					
	女性					
Ⅱ	男性					
	女性					
Ⅲ	男性					
	女性					
合計						

【給食形態】1. 単一定食　2. 複数定食　3. 混合　4. カフェテリア　5.（　　　　）

【献立の提示】1. 有（献立表・展示〔実物・写真〕・〔　　〕）2. 無　※カフェテリアなどの場合…モデル献立の提示　1. 有　2. 無

【栄養成分表示】1. エネルギー　2. たんぱく質　3. 脂質　4. 炭水化物　5. 食塩相当量　6.（　　　　）7. 無

【喫食調査】1. 嗜好調査（アンケート・　　　　）2. 残食調査　3. 無

【栄養情報の提供】1. ポスター　2. 卓上メモ　3. 献立表などに一口メモ　4. ポップ　5.（　　　　）6. 無

栄養指導			
個別指導　　人	内容	集団指導　回　人	内容：生活習慣病（肥満・高血圧・脂質異常症・高血糖）・（　　） 方法：講話・ビデオ

【非常時危機管理対策】食中毒マニュアルの整備　1. 有　2. 無　災害時マニュアルの整備　1. 有　2. 無　食品等の備蓄　1. 有　2. 無

肥満・やせに対する取組み	評価

図 3・6　特定給食施設栄養管理報告書（事業所・学校等用）【表面】［大阪府健康医療部，"特定給食施設における栄養管理指針"（2015年11月）より］

導および助言を行い，栄養管理の質の向上に向けた支援をする．さらには，利用者の望ましい食生活の実現に向けた，食環境整備の支援を行う．一方，給食施設においても，栄養管理報告書の作成により栄養管理状況を定期的に評価でき，給食のマネジメントに活用できる．

4 食材管理

1. 食材管理のプロセスを理解する．
2. 食材を適切に購入するために，食材の流通システムを理解し，情報収集を常に行う．
3. 限られた給食費の中でより良い品質の給食を提供するためには，適正価格を把握して適切な購入計画を立案し，納品された食材はそれぞれに適した方法で保管する．
4. 食材管理のためには食品鑑別の知識・技術が必要である．

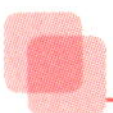

4・1 食材管理とは

食材管理

給食を提供するためには多くの種類，多量の食材を使用する．**食材管理**とは，給食施設で利用する多種多量な食材について，購入する食材の品質や仕様，購入量，購入先（業者），購入時期（納期），購入価格，購入後の食材の保管などを管理することである．

食材管理は図 4・1 に示すプロセスで行う．予定献立に従って食材の発注を行うが，食材の価格は常に変化しており，価格が高騰した食材については代替として別の食材を利用するなど，購入時点での価格を考慮した献立作成を行うことも必要となる．また，遺伝子組換え食品やレトルト食品，冷凍食品，輸入食品など流通する食材の種類や産地も多様化している．さらに，産地から直接仕入れるのでなく，複数の業者を介することが多く，流通経路は複雑化しているため，流通システムについても熟知する必要がある．

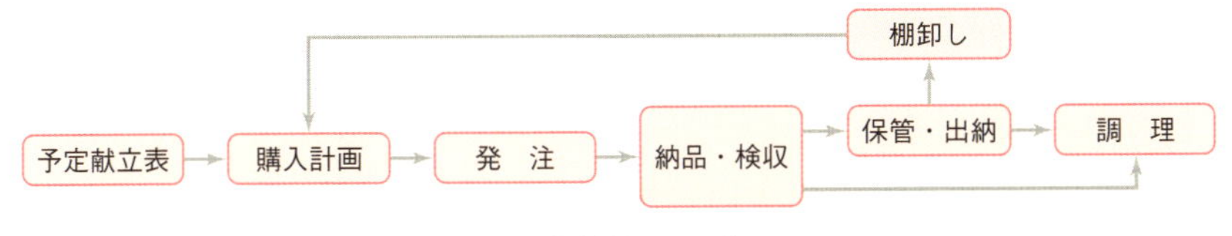

図 4・1　食材管理のプロセス

購入した食材は，すぐに調理する場合もあれば調理まで一定期間保管する場合もある．保管時には品質の維持や安全性を考慮してそれぞれの食材に適した保管を行い，そのための設備を整備しなければならない．食材管理では，購入計画から発注，納品・検収，保管などの各行程の管理に加え，在庫量や食材費といった食材に関わる情報の管理も行い，過不足のない食材の使用に努める．

4・2 食品の流通とシステム

食品の流通は，一般に図 4・2 のように生産者と消費者の間に複数の業者を介する．給食施設の利用者は給食施設で加工（調理）された食品を喫食することになる．中間業者が増えるほど価格は高くなり，納品までに時間がかかるため鮮度は低下する．さらに，加工食品を購入する際には加工費も上乗せとなる．

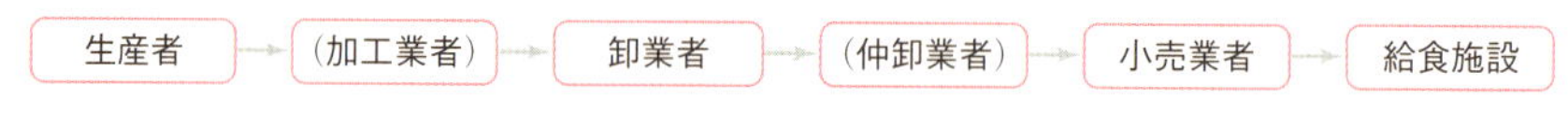

図 4・2 食品の流通過程

4・2・1 トレーサビリティシステム

トレーサビリティシステム

現在の食品の流通では複数の業者を介することが一般的となっていることから，トレーサビリティシステムの導入が進められている．**トレーサビリティシステム**とは，生産者から消費者に届くまでの原料の加工や流通の各段階の食品の移動を把握するためのシステムである．食品の入荷や出荷の履歴を記録し，食品の移動ルートを正確に把握することで，食品事故が発生したときに速やかな商品回収や原因究明を円滑に行えるようにするために構築された．食材購入の取引をする場合には，トレーサビリティシステムが構築されている業者かどうかも選定基準として重要である．

4・2・2 低温流通システム

低温流通システム

コールドチェーン

T-T・T：time-temperature tolerance

低温流通食品

低温流通システムとは，生産から消費まで一貫して低温で輸送・保管するシステムのことで，**コールドチェーン**ともよばれる．食品によって保存可能な期間と温度には一定の関係があるという **T-T・T**（時間-温度許容限度）の考え方が取入れられている．低温流通システムによって流通する食品を**低温流通食品**といい，流通温度に応じて以下のように分類される．

クール食品

チルド食品

フローズン食品

フローズンチルド食品

- **クール食品**：5～10 °C の温度帯で流通する食品
- **チルド食品**：−5～5 °C の温度帯で流通する食品
- **フローズン食品**：−15 °C 以下で流通する食品
- **フローズンチルド食品**：製造時に凍結させ，流通段階でチルド食品として販売する食品

4・2・3 サプライチェーン

サプライチェーン：supply chain

SCM：supply chain management

サプライチェーンを直訳すると供給連鎖である．すなわち，サプライチェーンとは原材料の供給から製品の製造，流通，販売までを一連のシステムとして捉えることである．サプライチェーンマネジメント（SCM）ではサプライチェーンをネットワークで結び，各企業や各部門で収集したデータをリアルタイムで共有し，適正な在庫量の維持や生産から供給までを速やかに行うことで顧客満足（CS）を実現する．たとえば，スーパーでの販売情報をリアルタイムで食品製造

会社に送信し，その情報に基づき販売計画を行うことで，スーパーは品切れを防ぐことができ，製造業者は在庫を少なくすることができる．

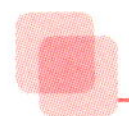

4・3 食材の購入計画

4・3・1 食材の分類

食材はその種類によって購入時期や購入量，価格などが異なる．食材を特性別に分類して，それぞれの特性を理解することで，効率良く購入計画を立案するように努める．

a. 保存条件による分類　食品は保存期間や保存温度によって，生鮮食品，貯蔵食品，冷凍食品の3種類に分類される．

- **生鮮食品**：肉類，魚介類や葉菜類など購入後の品質低下が速く，購入後すぐに使用しなければならない食品．原則購入当日に使用するため，**即日消費食品**ともよばれる．
- **貯蔵食品**：貯蔵可能な期間によって，短期間（1週間程度）保存可能な**短期貯蔵食品**と長期間（約1年）保存可能な**長期貯蔵食品**に分類される．それぞれの食材は貯蔵期間に応じて一括購入し，食材に応じた温湿度で保管する．
- **冷凍食品**：冷凍食品は“前処理を施し，品温が −18 ℃ 以下になるように急速凍結し，通常そのまま消費者に販売されることを目的として包装されるもの”* である．すでに廃棄部が除去され，下ゆでなどの前処理が施されていることから，調理作業の省力化に有効である．しかし，解凍方法によってできあがりの品質が変わるため，解凍方法を標準化する必要がある．さらに，冷凍食品を使用する際には冷凍設備が必要となる．この冷凍設備は食中毒対応のための検食の冷凍保存用とは区別して使用する．

生鮮食品
即日消費食品
貯蔵食品
短期貯蔵食品
長期貯蔵食品
冷凍食品

* 日本冷凍食品協会，“冷凍食品自主的取扱基準”より．

各食品の保管期間と食品例を表4・1に示す．食材の購入時には表4・1の分類

表4・1 食品の保存期間による分類

		保管期間	食品例
生鮮食品 (即日消費食品)		原則即日使用 食品によっては 1〜2日間	魚介類，食肉類 葉菜類，果物類 乳製品，卵類
貯蔵食品	短期貯蔵食品	1〜7日間	根菜類 バター，ラード，マヨネーズ類 漬物
貯蔵食品	長期貯蔵食品	約1年間 (週・月・年単位)	穀類，豆類，乾物類 缶詰・瓶詰類 油脂類 嗜好飲料類（茶，コーヒー，紅茶） 調味料類 災害用備蓄
冷凍食品		2〜4週間	魚介類，肉類，野菜類など

に従って，一括購入するか否か，一括購入する場合の購入量や購入時期を決定する．生鮮食品などは当日使用する分をそのつど購入する．“大量調理施設衛生管理マニュアル”に示されている各食材の保管温度などを参考に，冷凍庫，冷蔵庫または常温の食品庫のいずれかに保管する*．

* 保管温度については表6·5（p.89）参照.

b. 加工度による分類　通常の調理で使用する食材はその加工度によって，購入後にどの程度調理をするかが変わってくる．たとえばレタスサラダをつくるとき，収穫したままの形で納品し，洗う・切るといった操作を給食施設で行う場合には，その分の労務費や水道代が必要となる．カット野菜を利用して給食施設での下処理は行わない場合には，下処理に必要な費用を抑えることができるが，原材料費に加工費が上乗せされ食材費が高くなる．そのため，労務費，食材費などの費用や料理の質に配慮し，加工品を利用するのか，利用する加工品はどの段階まで加工されたものを利用するのかを検討する．加工品の使用については施設の方針によっても異なるため，それぞれの施設の方針に応じた献立作成と購入計画が重要である．

加工品

加工品は次のように区分される．

一次加工品
二次加工品
三次加工品

- **一次加工品**：食材を物理的，化学的に処理したもの．例：精白米，カット野菜，味噌，醤油など．
- **二次加工品**：一次加工食品を一つ以上用いて調理の途中段階まで加工したもの．例：パン，めん，ハム，ソーセージ，マヨネーズなど．
- **三次加工品**：一次加工品，二次加工品を組合わせて本来とは異なる形に加工したもの．そのままか，再加熱などの調理のみで喫食できる．例：菓子類，調理済み食品など．

c. 食品群による分類　食品に含まれる栄養素などの観点からは食品群として分類される．分類数の少ない**三色食品群**や**六つの基礎食品群**は栄養教育で活用されている．食事計画に活用するために日本食品標準成分表（以下，食品成分表）に従って 18 群で表すなど，より詳細に分類して献立作成やその評価などに用いる．

三色食品群
六つの基礎食品群

4·3·2 購入方法

給食施設の種類や規模によって食材の購入方法は異なる．それぞれの施設が単独で食材を購入する場合を**単独購入方式（分散方式）**という．複数施設で業務を行う給食会社や給食センターなどは，複数施設の食材をまとめて購入する**共同一括購入方式（集中方式）**をとる場合が多い．大量に購入することで食材購入に要する費用を節減でき，安定した品質の確保も期待できる．食材や消耗品を一括購入して保管し，各施設へ配送を行う物流センターを**カミサリー**という．

単独購入方式（分散方式）
共同一括購入方式（集中方式）
カミサリー

4·3·3 食材購入業者の選定

業者選定

a. 業者選定の条件　業者を選定するにあたっては，① 良質な食材を適正価格で納品できるか，② 献立に必要な種類，量の食材を納品できる能力はある

表 4・2 食材購入時の契約方式

競争入札方式	一般競争入札方式	業者を指名せずに必要な条件を一般に公告し，不特定の参加希望者が入札する方式
	指名競争入札方式	業者をあらかじめ複数指名して入札させる方式
随意契約方式		随意（任意）に特定の業者を選定して契約する方式

か，③ 納期どおりの納品が可能な配送経路が確保されているか，④ 食材の取扱いは安全で衛生的に行えるような体制が整っているか，⑤ 社会的信頼があり経営が健全であるか，といった条件を満たす業者と契約を結ぶ．これまでの取引実績がある場合にはそれも考慮して，できるだけ安価で良質な食材が納品できる業者を選定する．

b. 業者選定の方法　業者の選定方法は複数あり，購入する食材の種類や量，施設規模などに応じて適切な方法を選択する必要がある．**競争入札方式**または**随意契約方式**により業者を決定し，契約を結ぶことになる（表 4・2）．いずれの方法で契約する場合にも，**単価契約方式**を取入れることがある．

競争入札方式

随意契約方式

単価契約方式：一定期間内に購入する食材の単価を品目別に事前に決めておく方式．調味料や缶詰など価格が安定していて使用頻度が高い食材の購入に用いられる．

- **競争入札方式**：競争入札とは，あらかじめ業者に価格やその内容を提示させ，最も有利な条件を提示した業者と契約する方式．価格変動が小さく使用量の多い米や調味料，缶詰といった貯蔵食品や災害用備蓄などを大量に一括購入する際におもに行われる．さらに入札方式には一般競争入札方式と指名競争入札方式がある．**一般競争入札方式**は業者を指名せずに必要な条件を一般に公告し，不特定の参加希望者が入札する方式である．公共事業などの入札では一般入札方式が基本とされている．一方，**指名競争入札方式**は，業者をあらかじめ複数指名して入札させる方式をいう．信頼のおける業者を指名することができるとともに，一般競争入札方式で必要となる公告などの手間が省けるといったメリットもある．

一般競争入札方式

指名競争入札方式

- **随意契約方式**：随意（任意）に特定の業者を選定して契約する方式．市場などで直接購入する場合もこれにあたる．信頼のおける業者と契約することができ，価格変動が大きい生鮮食品などの購入の際に行われる．入札方式などに比べて手続きが簡便で取引にかかる負担が少ない．良質で適正な価格の品物が納品されるよう，複数の業者に交互に発注するなどして競争原理を働かせるようにしなければならない．そのため，発注者は常に適正価格を把握しておく必要

競争入札の落札者決定方法

業者を決定する（落札）方式は，**総合評価落札方式**と**最低価格落札方式**のどちらで行うかをあらかじめ決めておく．あらかじめ定めた日に入札書類を開き（開札），契約業者が決定される．総合評価落札方式の場合には，業者の運営状況等の価格以外の提出書類の内容について点数化しておき，価格と併せて総合点を出したときに得点の高い業者を落札する．

相見積りと指名競争入札方式

相見積りと指名競争入札方式は業者を指定して比較する点から混同されることがあるが，実際にはまったく異なる．**指名競争入札方式**では，選定方式はあらかじめ定められており，開札日に価格が明らかになった時点で自動的に業者が決まる．一方，**相見積り**は価格が表に出た状態で検討することができる．価格の安い業者と契約を結ぶ場合もあるが，必ずしも最安値の業者と契約を結ぶとは限らず，選定方法にも決まりはない．提出した条件を比較検討したうえで購入先を決定することができるものの，客観的な判断が求められる．

相見積り

がある．さらに，高額の取引をする場合には複数業者から見積りをとり（**相見積り**），比較検討したうえで適切な業者を選定するように努める．

4・3・4 発 注

発 注

a. 発 注 量 予定献立表に基づき，以下の式より発注量を算出する．

発注量 ＝ 1 人当たりの純使用量 × 発注換算係数 × 予定食数
発注係数(蔵出し係数) ＝ (1/可食部率) × 100
可食部率 ＝ 100 − 廃棄率

端数は発注可能な範囲で四捨五入ではなく切り上げとし，食材の包装単位などに応じて発注する．計算に必要な廃棄率は，施設ごとに記録をとった独自の値もしくは食品成分表に記載のある数値を用いる．廃棄率は施設によって必ずしも同じにはならないため，施設独自の値を用いることが望ましい．なお，食品成分表の廃棄率は，10％未満は 1 刻み，10％以上の食品は 5 刻みで記載されている．最終的な発注量は在庫量などを確認したうえで決定し，発注書を作成する．

発 注 量 の 算 出

［問 題］

A 給食施設では野菜炒めに使用するキャベツを発注したい．1 人当たりの純使用量は 40 g で 520 食を調理する．野菜炒めに用いるキャベツの廃棄率を 15％ とする場合，何 kg 発注すればよいか，計算せよ．

［解 答］

可食部率(％) ＝ 100−15 ＝ 85
発注換算係数 ＝ (1/85)×100 ＝ 1.18
発注量 ＝ 40×1.18×520 ＝ 24,544 g
よって，24.6 kg 発注すればよい．

b. 発 注 方 法 業者への発注には以下のような方法がとられている．いずれの場合にも，発注書の複写を作成しておき，検収時に使用する．

- 伝票を直接手渡しする：内容に関して説明もでき，確実な方法であるが，急な変更への対応が難しい．
- インターネットやファクシミリによる発注：業者の不在時にも発注が可能．特にインターネットでの発注は他の方法に比べて経済的である．

- 電話による発注：言い間違い，聞き間違いが起こりやすく不確実であり，十分な確認が必要となる．
- 店頭発注：食材を直接見て確かめることができるが，店頭に出向くための人員と時間が必要となる．

c. 発注時期　発注時期は即日消費食品と貯蔵食品によって異なる．即日消費食品や短期貯蔵食品は納品の数日前に1週間分をまとめて発注することが多い．納品は原則使用当日，または1〜2日前とする．短期貯蔵食品は数日分まとめて納品する場合もある．長期貯蔵食品は予定献立表や保管状況を考慮して週単位や月単位で購入する．食品ごとに在庫量の上限と下限を定めておくと，過不足なく，効率的に食材の保管ができる．

これらの発注時期については，施設の規模や取引業者によっても異なる．取引業者とは発注時期について確認のうえで発注し，納期についても指示をする．

4・4 納品・検収

検　収

検収とは発注書どおりに食材が納品されているかを確認する作業であり，発注書と納品書を照合する．発注した品目や数量どおりに納品されているかという確認だけでなく，納品された食材の温度や鮮度などの品質が適切か，異物がないかなど食品の状態を確認し，検収簿に記録する*1．また検収責任者が誰かも記載する．食材の状態をチェックするため，検収業務は管理栄養士や調理主任など食品鑑別ができる者が担当しなければならない．

*1 検収の方法については§6・10・1（p.89）参照．

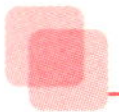

4・5 食材の保管

4・5・1 保管設備

食材に応じた温度で保管するため，給食施設では以下の設備を備える．大量調理施設衛生管理マニュアルを参考にして，どの設備に保管するかを決定する*2．

- 食品庫：通常，常温の倉庫であり，長期貯蔵食品を保管する．直射日光が当たらず，防湿，防虫，防鼠，換気といった設備を整備する必要がある．
- 冷蔵庫・冷蔵室：0〜5 °C の温度で生鮮食品や冷蔵が必要な貯蔵食品を保管する．
- 冷凍庫・冷凍室：一般に −18 °C 以下に設定されている．徐々に品質は劣化するため，1カ月以内に使用する．

*2 保管の方法については§6・10・2（p.90）参照．

4・5・2 保管する食材の管理

食材の入出庫の際には，**食品受払簿**へ記載を行い，在庫量を把握する．在庫食品の使用は**先入れ先出し**を原則とする．食品によっては**低温障害**を起こすものがあるため（表4・3），保管温度には注意が必要である．

食品受払簿

先入れ先出し：先に納品された食材から使用すること．そのために，先に入庫したものを手前に置くなどの工夫をする．

低温障害：野菜や果物を低温で貯蔵した際に起こる，変色などの品質低下．

表4・3 低温障害を起こす食品例

食品名	発生温度〔°C〕
サツマイモ	9〜10
サトイモ	3〜5
カボチャ	7〜10
キュウリ	7〜8
ナ　ス	7〜8
バナナ	12〜14.5

4・5・3 棚卸し

棚卸し

食品を食品庫から出し入れする際には必ず食品受払簿に記載を残し，在庫量を把握する．しかし，保管中の食品の劣化や記載漏れ，記載ミスなどにより必ずしも帳簿と在庫量が一致するとは限らない．そのため，月末など定期的に実際の在庫量と食品受払簿を照らし合わせて確認をする．これを**棚卸し**といい，常に在庫量を適正に把握するために重要な業務である．帳簿と実際の在庫量が一致しないときには，原因を明らかにし，改善方法を検討して帳簿を訂正する．

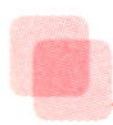

4・6 食材費の評価

給食の原価に占める食材費の割合は大きい．食材を適正価格で入手することは，原価管理のうえでも重要であり，できるだけ安価で品質の良い食材を使用することは喫食者の満足度向上へも貢献する．

4・6・1 食材費

一定期間の給食提供のために要した食材費は以下の式より求める．

期間食材費(期間食材原価) ＝ 期首在庫金額 ＋ 期間支払い金額 － 期末在庫金額

在庫金額

在庫金額は在庫量を金額換算したものであり，期首在庫金額は前期からの繰越分，期末在庫金額は時期への繰越分となる（図4・3）．算出した純食材費は原価

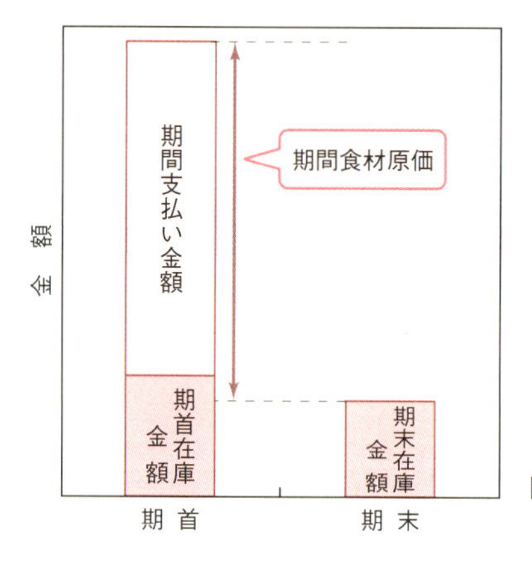

図4・3 期間食材原価

食材費の算出

[問題] ある給食施設の4月1日の醤油などの在庫量を金額に換算すると52千円であった．4月30日の在庫量を金額に換算すると40千円であった．また，4月1日～4月30日の間に食材費として支払ったのは550千円であった．4月の期間食材原価はいくらになるか，計算せよ．

[解答] 期首在庫金額（4月1日の在庫金額）は52千円，期末在庫金額（4月30日の在庫金額）は40千円である．

期間食材原価（4月の食材費）
＝ 52千円 ＋ 550千円 － 40千円
＝ 562千円

よって，この施設の4月の期間食材原価は56万2千円である．

管理の資料として用いる．

4・6・2 食材費の分析（ABC 分析）

算出した食材費は**ABC 分析**によって分析する．一定期間の購入食材のうち，購入金額が高い食材の食材費を集中的に管理するために用いる手法で，パレート図[*1]をもとにした分析手法である．

ABC 分析

*1 パレート図については表 5･4（p.60）参照．

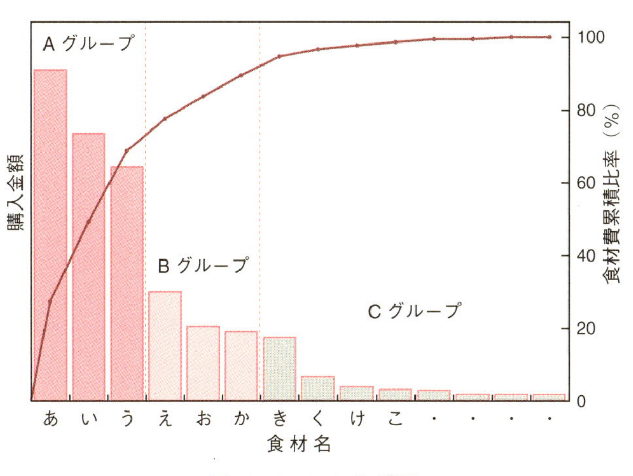

図 4・4 ABC 分析図

具体的には図 4・4 のように，一定期間で購入金額の大きい順に並べ（棒グラフ），購入金額の累積を示す（折れ線グラフ）．購入金額のうち全体の累積比率が 70〜80％ を占めるものを A グループ，それを超えて 90％までを占めるものを B グループ，残りの食材を C グループとする[*2]．A グループの食材の費用は購入金額に占める割合が高いので重点的に管理する．単価が安い食材でも，使用頻度が高く購入量の多い食材は購入金額が高くなるため，1 円でも安くする努力が重要となる．一方，単価が高いが使用頻度が低く購入量の少ない食材は全体を管理しても全体の食材費への影響は小さい．ABC 分析を行えば，どの食材の費用を管理すればよいかを明らかにすることができる．

*2 A〜C グループに分ける際の累積割合は分析者によって異なる場合がある．

5 品質管理

1 品質とは何かを理解し，利用者の立場に立った品質管理を行う．
2 給食提供までの一連の流れを理解したうえで各工程を管理する．
3 給食施設における調理システムや導入されている調理機器の能力を把握するとともに，大量調理の特性および各行程で注意すべき点について知り，嗜好面，衛生面，価格などを考慮して献立計画，調理工程・作業工程計画を立案する．
4 作業研究を行うことでムリ・ムダ・ムラのない生産計画の立案が可能となる．

5・1 品質管理の概念

品質管理（QC：quality control）

JIS：Japanese Industrial Standards

品質保証（QA：quality assurance）

品質管理（**QC**）とは，JIS（日本工業規格）において“買い手の要求に合った品質の品物またはサービスを経済的につくり出すための手段の体系”と定義されている．一方，**品質保証**（QA）とは買い手のニーズの的確な把握とそれに合わせた製品設計を顧客や社会に対して約束することをいう．いずれも買い手のニーズの把握とそれに見合った製品の生産ということは同じであるが，品質保証は“約束”であり，品質管理は“手段”である．よって，両者の関係性は品質保証を実現するための手段が品質管理である，と捉えることができる．

通常，製造業における品質管理は不良品の低減を目標としていることが多い．しかし，給食施設ではアレルギー対応や治療食といった利用者への個別対応が必要な給食を提供するうえ，食中毒の発生は施設の存続に関わる重大な問題となる．また，給食を1日の楽しみとしている施設利用者は多い．よって，給食施設

5S

整理，整頓，清掃，清潔，しつけ（躾）のローマ字表記の頭文字をとって5Sという．5Sが徹底されていなければ，品質管理だけでなく，業務全体のレベルは向上しない．

- 整理：必要なものと不要なものに分けて不用品を捨てること．
- 整頓：必要なものがすぐに取出せるようにすること．
- 清掃：ゴミなどを取除いて綺麗にすること．給食施設で清掃ができていないというのは不衛生であり，言語道断である．
- 清潔：衛生的に清潔であるということにとどまらず，整理・整頓・清掃がなされた状態を維持できることをさす．
- しつけ：決められたルールを守ること．

では“不良品はゼロ”となる管理を行わなければならない．料理の生産という観点からは食品工場などで行われる管理手法を取入れることが有効である．加えて，食事環境や栄養指導などはサービス提供の一環であり，料理（製品）の品質だけでなく，サービス品質の管理も徹底することで，利用者の満足度が高い施設運営が可能となる．

5・1・1 給食の品質と管理手法

a. 品質とは 品質は評価する立場（消費者か生産者かなど）や提供する製品の特性によっても定義はさまざまであるものの，JIS では“品物またはサービスが，使用目的を満たしているかどうかを決定するための評価の対象となる固有の性質・性能の全体”と定義されている．

多くの製品は無形物か有形物かの二者択一でなく，両者の要素を含んでいる．給食も同様であり，料理という有形物に加えて配食時のサービスや栄養に関する情報提供，BGM や照明などの食事環境といった無形性の要素も含まれる．図 5・1 は製品の有形性と無形性を連続的に捉え，品質を評価する際の難易度に従って示したものである．衣服や宝石など有形性の物は購入前に評価できる**探索特性**が強く，旅行などはサービスを受取った後に評価できる**経験特性**が強い．また，医療診断などは診断を受けた後も評価しにくい**信用特性**が強いサービスである．外食では有形物である食事と無形物の食事提供時などのサービスの両者を提供する．給食はこれに加えて，継続して喫食することによる健康の保持・増進や望ましい食習慣の形成，疾病からの回復などが期待され，長期的な評価が必要である．そのため，給食の品質は外食よりも評価しにくい経験特性を含むといえる．

探索特性
経験特性
信用特性

また，Garvin は製品品質を表 5・1 のように五つに分類している．これに基づくと，給食の品質は温度や調味料の濃度など測定可能な性質（**製品属性概念**），

製品属性概念

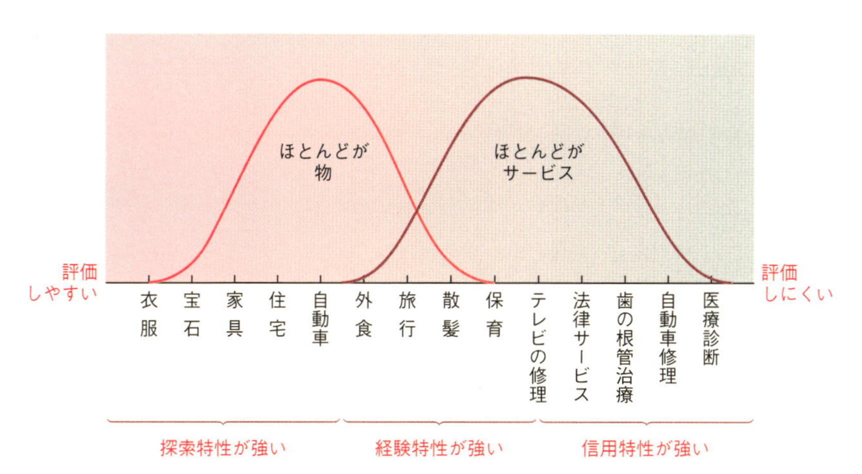

図 5・1 異なるタイプの製品評価の連続体 ［V.A. Zeithaml, ‘How consumer evaluation processes differ between goods and services’, “Marketing of Services”, ed. by J.H. Donnelly, W.R. George, American Marketing Association (1981)/フィリップ・コトラー，ケビン・レーン・ケラー著，恩藏直人 監修，月谷真紀 訳，“コトラー & ケラーのマーケティングマネジメント 第 12 版”，丸善出版（2008）より改変］

表 5・1 製品品質の五つの概念

概　念	品質の捉え方
製品属性概念	品質を測定可能な変数として捉える
ユーザー・満足概念	品質をユーザーニーズとの適合度として捉える
価値概念	価格と費用をとおして決まる品質
製造品質概念	設計書と実際の製品の一致度
超越論的概念	美学，哲学的なもの

ユーザー・満足概念
価値概念
製造品質概念
超越論的概念

利用者のニーズに合った給食の提供（**ユーザー・満足概念**），給食費（**価値概念**），献立表どおりの食事の提供（**製造品質概念**），美しい盛付けなど（**超越論的概念**）で説明できる．この概念はおもに有形物の品質を対象とした分類である．

無形物のサービスについては図 5・2 のようなサービス品質モデルがある．これは，Parasuraman らが作成したもので，サービスの提供に失敗する要因として五つのギャップに焦点を当てている．

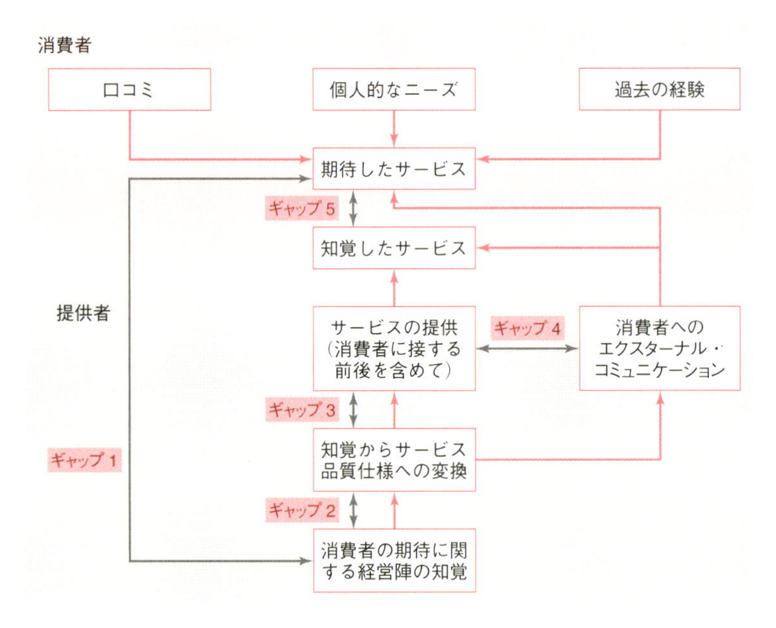

図 5・2 サービス品質モデル ［A. Parasuraman, V.A. Zeithaml, L.L. Berry, *J. Marketing*, **49**, 44(1985) より］

- **ギャップ 1（消費者の期待と経営陣の知覚とのギャップ）**：経営陣が常に消費者が求めるものを正確に認識できているとは限らず，経営陣が正確に認識できていない場合に生じるのがギャップ 1 である．給食施設のサービスに当てはめると，利用者のニーズやウォンツの把握，また生活習慣や栄養状態のアセスメントが適切にできていない場合に生じる．
- **ギャップ 2（経営陣の知覚と品質仕様のギャップ）**：経営陣が消費者の求めるものを把握できていたとしても，明確な基準が定められていなければ，品質仕様の設計が適切に行われない．この時に生じるのがギャップ2である．"感じのいい対応"，"適切な栄養指導"といった，曖昧な目標を掲げる場合に生じやすい．"すぐに対応する"という場合には何分以内，何日以内といった明確な時間を目標とするべきである．

- **ギャップ3（品質仕様とサービス提供のギャップ）**：適切な品質設計ができていたとしても，サービスを提供する従業員の能力不足，教育不十分な状態では，予定どおりのサービスの提供ができず，ギャップ3が生じる．
- **ギャップ4（サービスの提供とエクスターナル・コミュニケーションとのギャップ）**：エクスターナル・コミュニケーションとは広告などによる社外への情報発信，広報活動である．誇大広告など実際とは異なるイメージをもつような情報発信をすると消費者は得られるサービスに対して適切に理解できない．これをギャップ4としている．広くて明るい食堂の写真をホームページに掲載していて，実際には暗くて狭いといった場合，利用者を過度に期待させることになる．
- **ギャップ5（消費者の知覚したサービスと期待したサービスとのギャップ）**：消費者がサービス品質を正しく理解できなかったときに生じる．自信がなさそうに栄養指導していると，栄養指導された側の利用者はその内容に不安を覚えることになる．

エクスターナル・コミュニケーション：external communication

このサービス品質モデルに基づいて，五つの要素（信頼性，対応力，安心感，感情移入，有形物）からなるSERVQUAL*という品質評価基準が作成されている（表5・2）．これら五つの要素について評価を行い，サービス品質の向上に努める．

＊ SERVQUALは，service（サービス）とquality（品質）を組合わせた造語である．

表5・2 SERVQUALモデルの五つの要素と22項目

信頼性（reliability）：約束したサービスを確実かつ正確に行う能力	**感情移入**（empathy）：顧客一人一人に対する気遣い
・約束したとおりのサービスの提供 ・顧客サービスの問題処理における信頼 ・一度で完全なサービスの実施 ・約束した時間にサービスを提供 ・失敗のないサービスを維持	・顧客一人一人への配慮 ・思いやりのある態度で顧客と接する従業員 ・顧客第一に考える心 ・顧客のニーズがわかる従業員 ・便利な営業時間
対応力（responsiveness）：顧客の役に立ち，迅速な対応をしようという気持ち	**有形物**（tangibles）：施設，設備，サービス関連資料など形あるものの印象
・サービスが行われる時期に関して常に顧客に情報提供 ・顧客に対する迅速なサービス ・率先して顧客の役に立とうとする気持ち ・顧客の要求にいつも応じられる態勢	・近代的な設備 ・視覚的に魅力のある設備 ・職業にふさわしいきちんとした身なりの従業員 ・視覚に訴えるサービス関連資料
安心感（assurance）：従業員の知識や礼儀，そして信頼と安心を与える能力	
・顧客に信頼感を与える従業員 ・取引に際して顧客に安心感を提供 ・常に礼儀正しい従業員 ・顧客の質問に受け答えできる知識をもつ従業員	

b. 設計品質・適合品質・総合品質　給食の提供は図5・3に示した流れで行われる．献立計画に至るまでのプロセスは，施設によって頻度は異なるものの，毎日の業務ではなく，1週間，1カ月間，1年間といった一定期間のサイクルで行う．献立計画に基づき調理し，利用者への毎日の給食提供を行う．給食の品質はこれらの各プロセスが適切に行われているか否かによって決まり，計画段階の設計品質と製造時に決まる製造品質に分けて説明される．

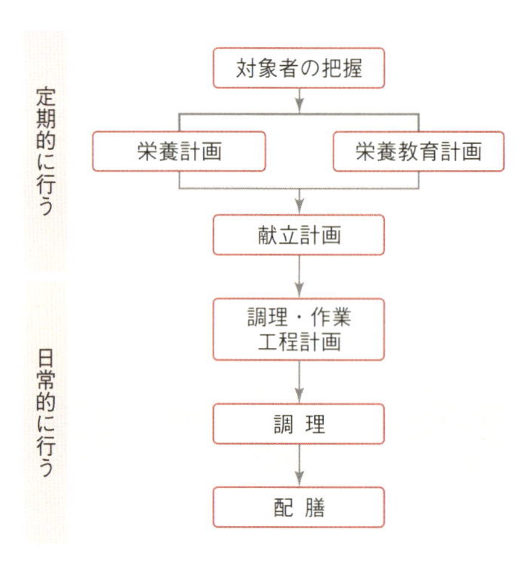

図 5・3　給食提供のための業務の流れ

設計品質
ねらいの品質

- **設計品質（ねらいの品質）**：計画段階で決まる，設計図に規定された品質を**設計品質**または**ねらいの品質**という．献立は，利用者の満足を得る給食づくりの基本として，Q（quality，質），C（cost，原価），D（deliverly，納期）を統制した給食の運営システムを計画する基礎資料である．献立作成は利用者の特性とニーズに対応した食事内容(Q)，予算(C)および提供食数，提供期日(D)に加え，施設・設備，人員といった施設の能力を考慮して行う．特に食事内容については，栄養計画，栄養教育計画だけでなく，利用者の生活状況や嗜好，食事サービスの方法などにも配慮することで，設計品質は高くなる．献立設計時に考慮すべき料理の提供方式を表5・3に示す．

製造品質
適合品質
できばえの品質

- **製造品質（適合品質，できばえの品質）**：設計図との一致度で決まる品質．予定した献立表どおりに料理を生産し給食が提供できれば，製造品質は高くな

表 5・3　料理の提供方式

定食方式	主食，主菜，副菜などを組合わせて提供する方式．
単一定食方式	定食型の献立を1種類だけ提供する方式．単一献立方式ともいう．
複数定食方式	定食型の献立を2種類以上提供する方式．複数献立方式ともいう．
カフェテリア方式	利用者が，提供される単品料理のなかから自由に選択する方式．
バイキング方式	利用者が決められた金額を支払うことで，好きな料理を好きなだけ選択できる方式．ビュッフェスタイルともいう．

る．製造品質を高めるためには，調理・作業工程を標準化し，誰が調理しても同じ仕上がりになるように管理する．

- **総合品質**：設計品質と製造品質を総合して評価される品質．施設の利用者が提供された給食に対して評価するのは総合品質である．設計品質と製造品質がいずれも高いときに総合品質は高く評価され，利用者の高い満足を得ることができる．いくら利用者のニーズに合わせた献立設計を行っても予定した献立表どおりの調理ができなかったり，献立表どおりの調理を行っていたとしても，そもそも計画した献立が利用者のニーズに見合っていなければ総合品質は低下し，利用者の評価も悪くなる．そのため，設計品質と製造品質の両者を向上させるように努めなければならない．

総合品質

c. 品質と満足　品質は**顧客満足**（CS）によって評価される．顧客は期待以上のサービスや製品を知覚したときには満足と感じ，それよりも下回ると不満と感じる．すなわち，満足とは絶対評価ではなく，顧客の期待値との相対評価で決まる．給食施設の顧客とは，施設の利用者である．写真やフードモデルの提示の仕方，提示する献立表，価格などは利用者の期待に影響するため，提供する食事に対して正しく理解できるようにする．

顧客満足

CS：customer satisfaction

満　足　期待 < 知覚
不満足　期待 > 知覚

サービス品質と精算・支払いシステム

料金の計算（精算）や支払いがスムーズに行われることは，サービス品質向上のために重要である．カフェテリア方式の場合，料理の組合わせによって支払い金額が異なるため，料金の計算（精算）および支払いは利用者一人一人に対応する必要がある．事業所給食のように，昼休みなど利用者が集中する時間帯には，精算や支払いのための待ち時間が長くなり，ミスが生じやすくなる．このような場合，サービス品質は低下し，利用者満足を得られない．サービス品質を向上させるためには，素早く正確な精算と支払いができるようなシステムを構築する必要がある．

支払い時間短縮のために，IC カードを導入している施設もある．料金が給与引落しの場合には，実際に喫食した食事内容をもとに精算し，1 カ月分など一定期間の料金が一括されて給与から差し引かれる．近年では，食事内容の記録のために食器に IC タグを埋め込む方法も導入されている．食券方式の場合には，料理の選択，精算および支払いが同時に行われるが，食券の購入がスムーズに行えるような券売機の台数や動線を設定する必要がある．

d. TQC（全社的品質管理）　組織全体で実践する品質管理を TQC といい，**QC サークル活動**（小集団活動）を基本としている．QC サークル活動とは，職場内で生じる問題を同じ職場の人で集まって解決することであり，QC サークルは TQC の活動の最小単位である．QC サークル内で問題点の抽出や課題設定を行い解決することが基本となるため，品質管理はボトムアップで行われる．QC サークルの活動には QC 七つ道具（表 5・4）が用いられる．QC 七つ道具はおもに問題解決のために作成するものであり，目的に応じて使い分ける．

TQC：total quality control

QC サークル活動

e. ISO（国際標準化機構）　ISO は国際的な基準，単位の統一を目的として規格をつくる組織であり，“アイエスオー”，“イソ”と読むことが多い．制定し

ISO：International Organization for Standardization

表 5・4　QC 七つ道具

パレート図（図 5・4）	解析したい項目を出現頻度の高い順に並べ（棒グラフ），その累積（折れ線グラフ）を示した図．影響の大きいものを判断し，重点的に管理する．ABC 分析はパレート図の応用．
チェックシート	点検項目や整備項目を一覧表にし，点検結果やその時のデータを記載するシート．決められた様式はないが，目的に応じて使用しやすいように工夫する．施設設備の点検表や作業前の衛生管理点検表などもチェックシートの一種．
ヒストグラム（図 5・5）	度数分布表を図にしたもの．製品の品質の分布状態を把握する際に用いる．
散布図（図 5・6）	2 種類の特性間の関係を把握するために，2 種類の特性を X 軸と Y 軸にとった図．
管理図（図 5・7）	データを折れ線グラフにして，上方管理限界線と下方管理限界線とともに表したグラフ．製品のばらつきが避けられない偶然原因なのか，見逃せない異常原因なのかを判断する際に用いる．管理限界線の外にデータがある場合，異常と判断し，原因の解決に取組む．
特性要因図（図 5・8）	品質の特性（仕事の結果）に及ぼす要因を整理した図．形が魚の骨に似ていることから，フィッシュボーンともよばれる．大骨の分類には 4M（man，machine，material，method）を使用する場合が多い．
属　別	データを料理別，操作別などに分けて属間の違いを比較すること．他の QC 七つ道具と併用する．

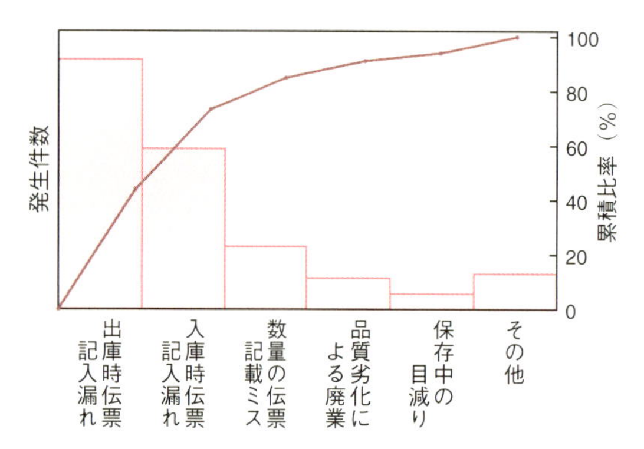

図 5・4　パレート図　棚卸し時の伝票と在庫量が一致しない原因の例．

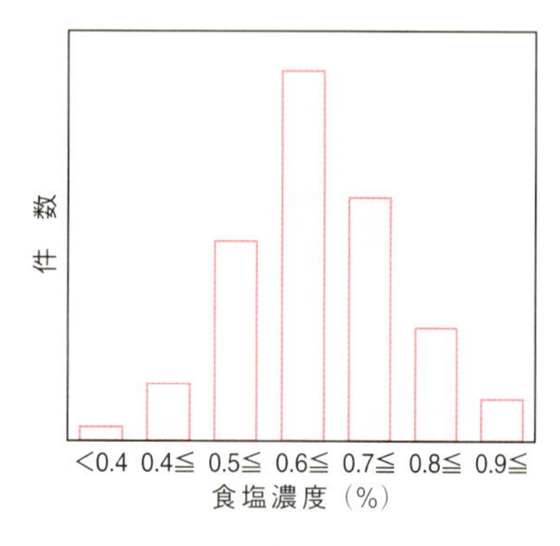

図 5・5　ヒストグラム　ある期間提供した汁物の食塩濃度の例．

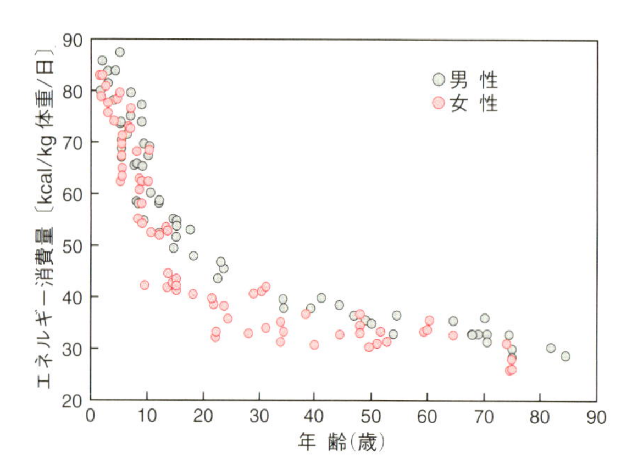

図 5・6　散布図　年齢別にみたエネルギー消費量．［厚生労働省，“日本人の食事摂取基準（2015 年版）” より］

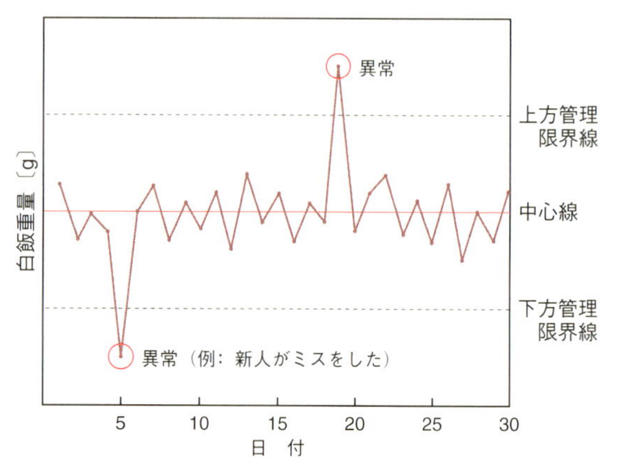

図 5・7　管理図　白飯の重量変動の例．

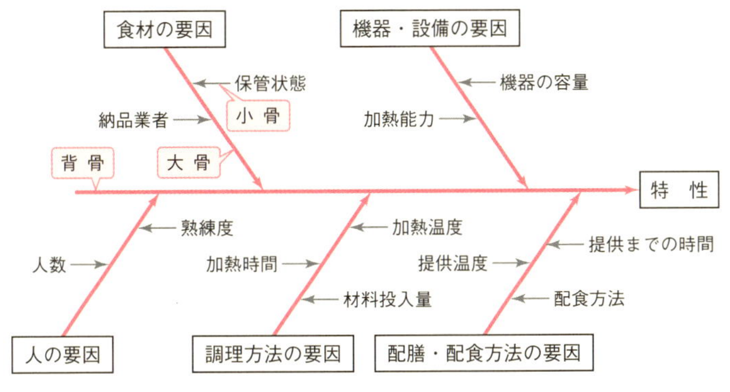

図 5・8　特性要因図　実際には，具体的な特性（食塩濃度，テクスチャー，食中毒発生など）に対する要因の整理を行う．

品質特性：品質を構成する要素

ている規格には個別の工業製品に関するものが多数あるが，マネジメントに関するものもある．給食施設に特に関連するマネジメント規格には ISO9000s, 14000s, 22000s などがある．なお，ISO で制定されている規格は定期的に見直しがなされているため，常に最新の規格に対応する必要がある．

- ISO9000s（9000 シリーズ）：顧客満足向上のための品質マネジメントに関する国際規格．PDCA サイクル*1 を回すことが基本になっている．マネジメントはトップダウン*2 で行うこと，運営内容については文書化し，記録することなどが取決められている．
- ISO14000s（14000 シリーズ）：環境マネジメントに関する国際規格．省資源，環境負荷の低減を目的としており，企業それぞれの自主的な取組みを推奨するため ISO9000s に比べて要求事項は少ない．ISO9000s と同様に，PDCA サイクルを回すことが基本であり，マネジメントはトップダウンで行い，その内容について文書化し，記録する．
- ISO22000s（22000 シリーズ）：食品安全マネジメントに関する国際規格．ISO9000s を基本に，HACCP*3 による衛生管理を取入れたマネジメントシステムであり，食品の安全性に特化している．給食施設や飲食店，食品製造業者だけでなく，調理機器を扱う業者や輸入業者，小売業者なども取得可能である．

*1 PDCA サイクルについては§3・1・1（p.00）参照.

*2 **TQM**（total quality management，総合的品質管理）：経営全体の質を管理対象とした，品質マネジメントである．多くの企業で行なわれている．経営トップの方針に従い，トップダウンで展開する点が TQC と異なる．

*3 HACCP については§6・7（p.84）参照.

5・1・2　製造物責任

製造者は製造物の欠陥により人の生命，身体または財産に被害が生じた場合の損害賠償の責任を負っている．この責任を**製造物責任**（PL）という．ここでいう欠陥とは“設計上の欠陥”，“製造上の欠陥”，“警告・表示の欠陥”に分けられる．製造者はこれらの欠陥による利用者への被害をまねかないように常に業務を行わなければならない．この製造物責任について定めた法律が**製造物責任法**（**PL 法**）である．PL 法における“製造物”とは“製造または加工された動産”であり，給食施設で加工される食品（＝料理）も製造物に該当する．そのため，食中毒などによる健康被害など，料理の欠陥により被害が生じた場合には，賠償の責任を負う．PL 法の賠償に問われないためにも，食中毒などの健康被害を起こさ

製造物責任

PL：product liability

製造物責任法（**PL 法**）

ないことは重要である．また，PL 法による訴訟に備えるためには帳票類の適切な記入と保管を行う．

5・2 給食のオペレーションシステム

オペレーション

オペレーションとは一般に機械などの操作や運転の意味で使用され，給食の生産においては調理作業に相当する．調理システムはさまざまであるが，それぞれの特徴を把握し，各施設に適したシステムを導入することが重要である．特に，クックサーブシステム，レディフードシステム，真空調理システム，外部加工品活用の四つの方法を単独，あるいは複数組合わせて運用する**新調理システム**は業務の効率化などを目的に，導入が進んでいる．

新調理システム

コンベンショナルシステム

クックサーブシステム

a. コンベンショナルシステム　コンベンショナル（conventional）とは伝統的なという意味であり，従来から行われている**クックサーブシステム**のことをさす．クックサーブシステムとは加熱調理後すぐに提供する方式であり，予定食数および提供時間（納期）に合わせた調理作業の計画・実施が重要である．

レディフードシステム

クックチルシステム

クックフリーズシステム

b. レディフードシステム　クックサーブシステムに対し，事前に調理しておいた料理を低温保存して，提供時に再加熱する方式で，クックチルシステムやクックフリーズシステムなどがある．加熱調理後に一度保存するため，調理と配膳が一連の流れにならない．**クックチルシステム**は加熱調理後に急速冷却して冷蔵保存し，提供時に再加熱する方式である．欧米での研究が盛んであり，クックチルシステムの冷却基準は 90 分以内に中心温度を 3 °C まで下げ，調理した日を含めて 5 日以内に喫食することとされている．**クックフリーズシステム**は加熱調理後に急速冷凍して冷凍保存し，提供時に再加熱する方式である．

大量調理施設衛生管理マニュアルにおける管理基準
- 中心部が 75 °C で 1 分間以上（二枚貝等ノロウイルスの汚染の恐れのある食品の場合は 85～90 °C で 90 秒間以上）またはこれと同等以上まで加熱．
- 調理後 2 時間以内に喫食することが望ましい．
- 冷却は 30 分以内に中心温度を 20 °C 以下または 60 分以内に中心温度を 10 °C まで下げる．
- 調理後直ちに提供される食品以外は，10 °C 以下または 65 °C 以上で管理．

レディフードシステムは冷却と再加熱という工程が必要なため，クックサーブシステムに比べて作業工程数は増えるものの，配食当日の作業は再加熱と配膳のみでよい（図 5・9）．事前調理が可能なため，作業量が少ないときに調理を行うことで，作業時間を**平準化**できる．作業時間が平準化できることは，調理員の作業従事時間の削減につながり，効率の良い給食運営が可能となる．ただし，カリっとしたテクスチャーが好まれる揚げ物や焼き物には不向きとされており，システムに合わせたメニュー開発や，保存中および再加熱時の変化を考慮した調理

平準化: 単位時間当たりの生産量を均等化すること．

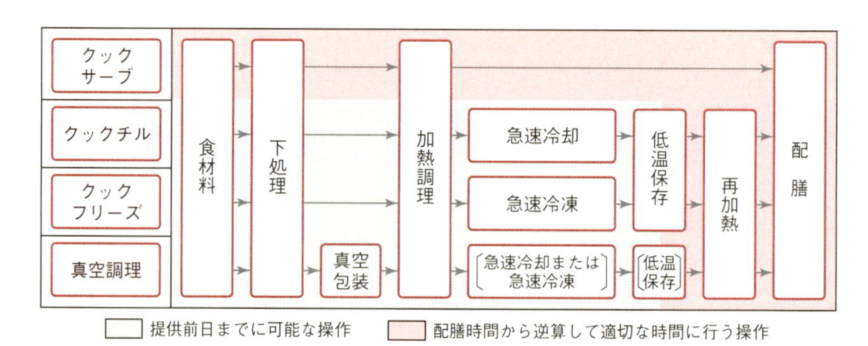

図 5・9　各調理システムの調理工程

工程の標準化を行う必要がある．病院給食などでは朝食調理のための早朝出勤を緩和するなどのメリットもあり，導入が進んでいる．

c. 真空調理システム　加熱前の食品をガス不透過性の真空包装用フィルムに入れて真空包装し，加熱調理する方式．包装後加熱調理しないものは単に真空包装といい，真空調理とは区別されている．加熱調理後すぐに取出して提供，もしくは低温保存して配膳時に再加熱して提供する．高温殺菌するレトルト食品とは異なり，95 °C 以下の低温で調理するため，調理後の食品を保存する際には冷蔵もしくは冷凍で保存しなければならない．加熱や保存中の水の蒸発，風味成分の揮発が起こらないといった食品そのものの変化が通常の加熱調理と異なるだけでなく，袋の中で調理および保管を行うため二次汚染の防止にも有効である．真空調理法は欧米で 1970 年代から実験が始まり，日本では 1986 年に最初に実用化され，給食施設だけでなくレストランなどさまざまな店舗で利用されている．

真空調理システム

レトルト食品：食品をレトルトパウチに入れ，レトルト（高温蒸気殺菌釜）中で 120 °C，4 分以上加熱殺菌した食品．常温保存が可能．

d. コンビニエンスシステム　調理済み食品や加工食品を購入し，調理室では再加熱と配膳のみを行うシステムをいう．

e. セントラルキッチンシステム　複数施設の食事を 1 箇所の施設（セントラルキッチン）で調理し，それぞれの施設に配送するシステム．セントラルキッチンは調理を一括で行うだけでなく，物流センターとしてカミサリー*の機能を併せもつ場合もある．

* カミサリーについては §4・3・2（p.48）参照.

5・3 生産の合理化

給食施設において食材を調理するということは，料理という製品を生産すると言い換えることができる．給食の生産は給食施設という経営体の活動であり，人や物といった資源を効率良く活用しなければならない．そのためには標準化，単純化，専門化および機械化を行い，給食の生産を合理化する．

a. 標 準 化　標準とは，一般的には“平均的な”という意味で用いられるが，給食生産の場では“基準”の意味で用いられる．すなわち，標準とは給食という製品の規格やそれを生産するための作業基準であり，標準化とはこれらの基準を決めることである．標準は共通理解が得られるように具体的な数値などで設定することが重要である．標準化の対象は料理の温度や調味料の濃度，テクスチャーといった料理の仕上がりの状態だけでなく，“何 °C で何分間加熱”，“洗浄時間何分”といった調理作業の内容にも及ぶ．たとえば野菜を切る作業で“一口大”と表現する場合があるが，調理担当者によって一口大の程度は異なる．この場合には，“2 cm 角”など具体的な大きさを指定すべきである．このように，給食運営における標準化はできあがった料理の品質だけでなく，調理工程，作業工程に対しても行う．

標準化（standardization）

標準化のメリットは，常に品質一定の料理が提供できるというだけでない．調味料の濃度やできあがった料理の重量や容量を標準化することは，献立作成の効率化につながる．また，作業時間が標準化されれば，提供時間どおりに配食するための作業工程の計画ができるようになる．具体的にどのポイントを標準化すればよいかについては，特性要因図などを活用し，目的と要因を整理しながら進めることが有効である．

単純化（simplification）

b. 単 純 化　使用食材の種類が多い，調理工程が複雑といったことは作業時間が長くなるだけでなくミスが起こる可能性も高くなり，非効率である．複雑な調理方法を単純にする，同じ料理でも使用する食材の種類を減らす，カット野菜を用いるなどの検討を行い，作業工程をできるだけ減らす工夫をする．単純化することは労務費の削減と労働生産性の向上に貢献する．どの作業を単純化するかについては，作業研究の結果を反映させることが望ましい．

専門化（specialization）

c. 専 門 化　調理形態，調理工程など作業内容によって分担して，調理員の専門意識と熟練度を高めることで，各部門の作業が円滑かつ速やかに進む．ただし，定期的に担当部門を交替するなどして，部門間の連携が機能するようにしなければならない．

機械化（mechanization）

d. 機 械 化　給食施設での機械化とは，調理機器の導入である．調理機器を導入することによって，人による作業が減り，調理員の作業負担が軽減されるとともに，労務費の削減にもつながる．機械化された調理室での調理は，料理の品質を常に一定に仕上げることも容易となる．ただし，調理機器は高額であり，初期投資だけでなく，ランニングコストやメンテナンスにも費用を要することから，メリットとデメリットを考慮して導入の可否を決定する．

5・4 調理工程と作業工程

調理工程

作業工程

工程とは，仕事や作業を進めていく手順・段階であり，給食提供の工程計画は調理工程と作業工程に分けて行う．**調理工程**とは，何をどのように調理（洗う，切る，焼くなど）するのかという食材を変換するためのプロセスに焦点を当てたものである．製造工程図（フローダイヤグラム）などを作成し，内容について誰が見ても理解できるように作成する．次に，調理工程計画を作業工程計画に反映させる．**作業工程**は個々の料理を組合わせてその日の作業内容と作業担当者を示したものであり，調理する人に焦点を当てる．作業内容には各作業の順序，オーブンでの加熱は 1 回で行うのか，複数回に分けて行うのかなどの調理手順のほか，調理前の準備や調理後の片付け，洗浄や清掃まで含める．作業工程表は作業計画書に相当し，時刻や所要時間がわかるような記載が一般的である．給食施設では，毎日調理するメニューが異なることに加えて，複数人が同時並行で作業をするため，調理工程だけでなく，誰が何の作業を担当するかなども含めた作業工程を計画し，常に同じ品質の料理を決められた時間に提供するための運用を行うことが重要である．

作業工程の計画は，① 調理方法（レシピ）の確認，② フローダイヤグラムの作成，③ 安全・衛生の観点からの重要管理点を明確にする，④ 作業工程表の作成，の手順で行う．作業工程の例を図 5・10 に示す．

作業工程表の作成では次のことに留意する．

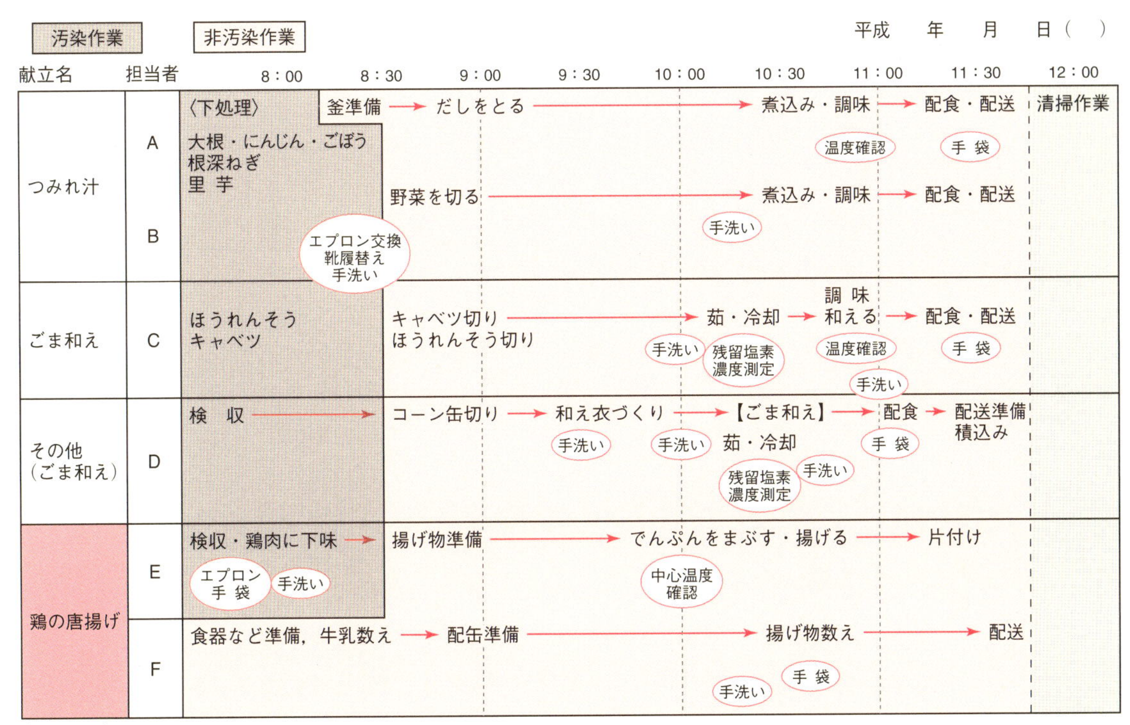

〈ポイント〉
・作業工程表を作成するに当たっては，献立名，担当者名，タイムスケジュール，衛生管理点を記載すること．
・各調理員の作業内容を空き時間がないように組むことで掛け持ち作業を防止できる．
・鶏の唐揚げの枠を赤色にして，当該作業は汚染度の高い食品を扱うことから，掛け持ち作業をしてはならないことを示した．

図 5・10 作業工程表（例）［文部科学省，“学校給食調理従事者研修マニュアル”，p.71（2012 年 3 月）より］

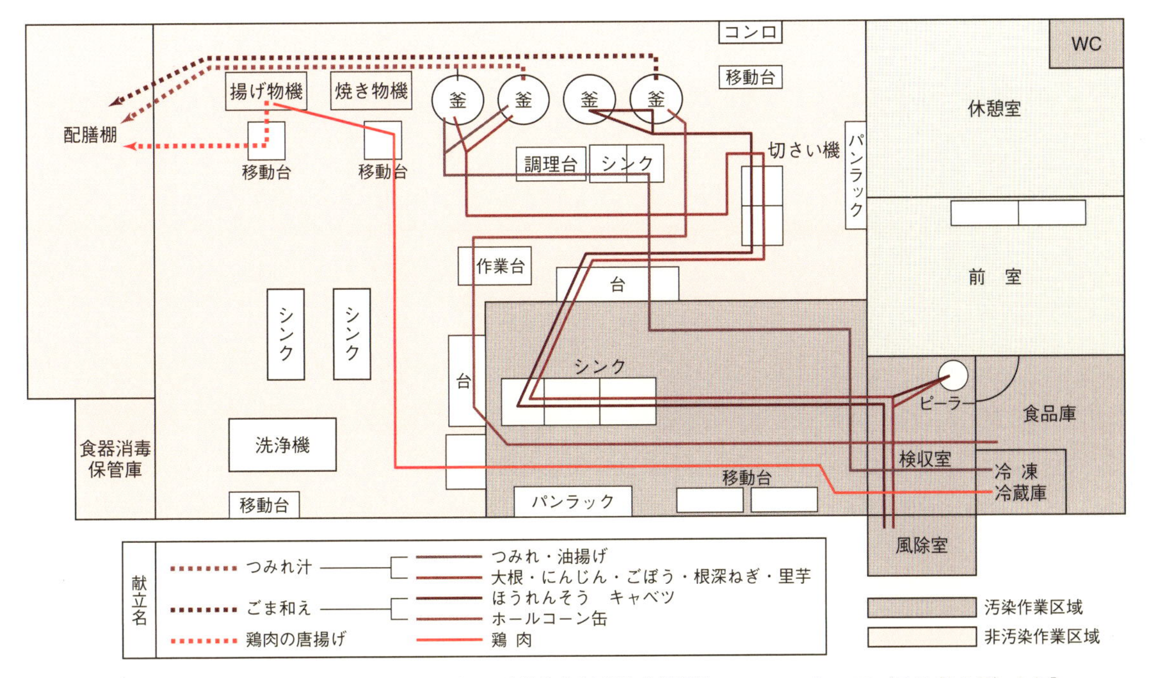

図 5・11 作業動線図（例）［文部科学省，“学校給食調理従事者研修マニュアル”，p.72（2012 年 3 月）より］

- 配食時刻から逆算して，盛付けや加熱終了時刻などを決める．
- 調理員や施設設備の能力を考慮し，業務時間内に実施可能な作業工程の計画を行う．
- 作業動線の交差による二次汚染はないか確認する（図5・11のような作業動線図を作成する）．

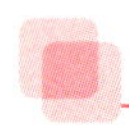

5・5 大 量 調 理

5・5・1 給食施設における大量調理

給食施設において調理工程の標準化は重要であり，施設内での調理の特性を把握しなければならない．特に，家庭での調理（少量調理）に比較すると使用する食材が大量であり，少量調理では気づきにくいことが給食施設で顕著に起こる場合もある．そのため，品質の改善や向上のためには大量調理の特性を理解し，食品学や調理学の根拠に基づいた管理が重要となる．さらに，食中毒や異物混入などの防止にも配慮した調理操作を徹底する観点からは，食品衛生の知識を十分にもっておかなければならない．食中毒防止についての具体的な取組みとして，給食施設では“大量調理施設衛生管理マニュアル”に基づいて，施設運営を行うことが求められる．

5・5・2 大 量 調 理 の 特 性

少量調理と比べたときの大量調理の特性を理解し，調理作業工程の標準化を行う．以下に代表的な特性を示す．取入れているシステムや設備能力によって程度

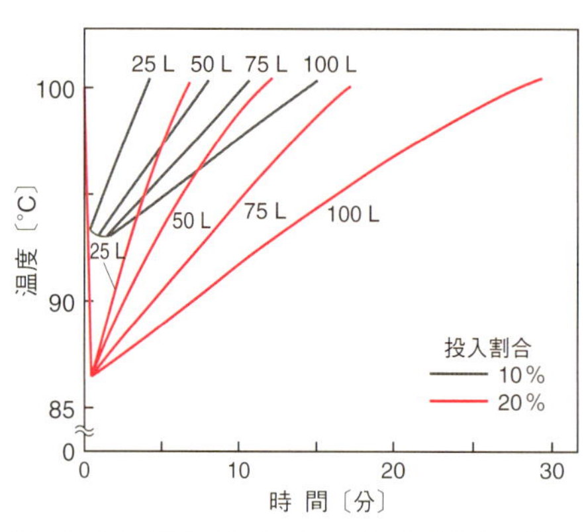

図 5・12 沸騰水に水（20 °C）を投入した後の再沸騰までの水温変化　ガス回転釜（150 L 容量，ガス流量 31.9 L/分）を使用．沸騰した水にそれぞれの水量に対して 10% または 20% の水を投入した際の温度変化．元の水量に対して 10% の水を投入した際には 92 °C，20% の水を投入した際には 86 °C まで水温は下降した．［殿塚婦美子編，“改訂新版 大量調理”，p.35，学建書院（2007）より］

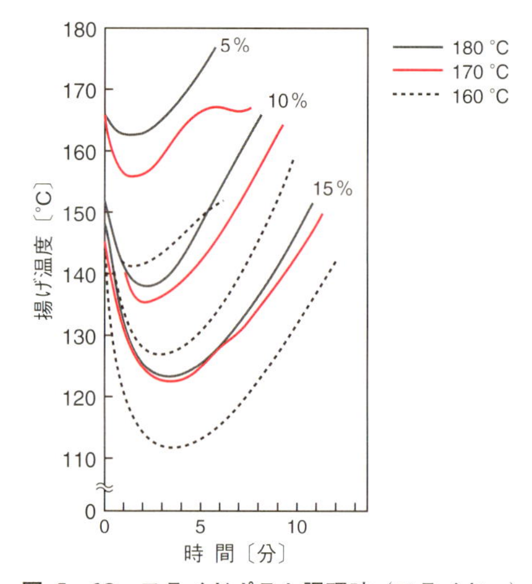

図 5・13 フライドポテト調理時（フライヤー）の食材投入後の油の温度変化　油量 20 kg，平均温度上昇速度 7.1 °C/分．油に対してジャガイモを 5, 10, 15% 投入した際の油の温度変化．揚げ油の温度が高く，ジャガイモ投入量が多いほど油の温度は降下し，設定温度まで回復するのに時間を要した．［殿塚婦美子 ほか，第 28 回日本栄養改善学会講演集，334（1981）より］

は異なることから，各施設で設備能力を把握し，仕上がりを一定にできるよう，運用を行うことが重要である．

a. 温度変化 一度に大量の食材や水，油を加熱する場合に，業務用の調理機器を用いたとしても，所定の温度に達するまでに時間を要する．そのため，少量調理に比べて調理時間が長くなる傾向がある．さらに，沸騰水や油などに食材を投入する場合には，投入後の温度下降の程度が大きく，温度回復にも時間を要する（図5・12，図5・13）．根菜類の煮物やゆで卵のように，沸騰までの水温上昇期を利用する調理の場合，野菜の硬さに関わるペクチンの分解やたんぱく質の変性は100 °C 未満でも起こるため，沸騰までの時間も考慮した加熱時間を設定する必要がある．また温度変化が緩慢であることは，種々の酵素の最適温度を通過する時間が長くなるということであり，酵素反応が進みやすいなどの成分変化へ影響すると考えられる．

b. 調 味 味に対する感度や嗜好などは人によって異なる．そのため，担当調理員の感覚に頼った調味では日々の料理の味付けが変動し，品質が一定にならない．これを防ぐためには，調味料の添加量をあらかじめ設定したとおりとする．給食施設では提供食数が増減することもあるため，使用する食材に対する調味料の濃度を標準化する必要がある．食材重量に対する調味料の割合を**調味パーセント**という．表5・5におもな例を示す．一般にポトフなどの長時間煮込む料理は食材と汁を合計したできあがり重量に対しての濃度，汁がほとんどなくなるような煮しめなどは食材に対しての濃度として設定するとよいとされている．

調味パーセント

調味パーセント(%) ＝ 調味料の重量 ÷ 食材重量 × 100

表 5・5 調味パーセントの例

料 理	食塩濃度(%)	砂糖濃度(%)
味付け飯	0.8～1.0	—
煮 物	0.8～1.5	0～10
汁 物	0.5～0.8	—
炒め物	0.8～1.0	—

c. 調理機器の特性の把握 加熱調理機器の場合には，一つの機器で複数種類の加熱操作が可能なものが多く（表5・6），それぞれの機器の特性を把握した作業計画を立案する．できあがりは機器の種類や火力や容量などの能力に依存することから，施設に導入されている調理機器の能力を把握し，それに合わせた調理条件を標準化する必要がある．

d. 廃 棄 率 予定献立表どおりの食事提供のためには廃棄率を正確に把握し，過不足なく使用できるように購入量を計画する．廃棄率は使用する調理器具や廃棄する部位によって変化する．そのため，廃棄率は日本食品標準成分表に記載されているものよりも，施設で実際の記録をとり，施設独自の廃棄率を用いることが望ましい．廃棄率が高いと食材を多く購入することになり，食材費が高く

廃棄率

表 5・6　各種調理機器で可能な加熱操作[a)]

加熱機器＼調理操作	煮 る	ゆでる	蒸 す	炊 飯	焼 く	炒める	揚げる
ガス（IH）コンロ	○	○	○	○	○	○	○
回転釜	○	○	○	○		○	○
ティルティングパン	○	○	○		○	○	○
フライヤー							○
スチームコンベクションオーブン	○	○	○	○	○	○	○
炊飯器				○			

a）野村東太 編著，"給食調理学"，第一出版（1978）より改変．

厨芥：調理によって生じた食材の廃棄部や食べ残しなどの生ゴミ類．

なってしまう．さらに，厨芥(ちゅうかい)が増えるため，環境問題の観点からも望ましくない．よって，廃棄率はできるだけ下げる工夫が必要とされ，そのためには従業員教育も効果的である．廃棄部の取り方は図や見本などを用いて具体的に指示する，廃棄率を下げる意識を従業員間で共有することなどがあげられる．

e．調理過程の所要時間と食材の変化　大量調理では少量調理に比べて非常に多くの食材を処理するため，野菜を切る，洗うといった操作など，各工程の時間は少量調理より長くなる．一つ一つの食材の処理を済ませてから次の工程に進むような場合，先に処理した食材は冷蔵庫に入れるなどの保管が必要となる．加熱終了後の配膳にも一定時間かかるため，配膳作業中にも徐々に料理温度は変化する．また，給食施設では調理後すぐに喫食するとは限らず，冷蔵庫や温蔵庫で保温・保冷する*．喫食までの時間と温度，保管方法により程度は異なるが，蒸発による目減りや食材の物理的，化学的な変化が刻々と起こるため，これらを考慮して調理することが重要である．

＊　p.62 の欄外参照．

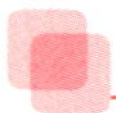

5・6　配膳・配食サービス

5・6・1　配 膳・配 食

配　膳

配膳は，業界などによって定義は異なるが，給食施設ではできあがった料理を食器に盛付ける作業をさす．彩りや盛付けた料理の形は喫食者の食欲の増減に影響する．そのため，調理員の美的感覚などに頼らず，盛付けの状態が常に一定になるよう配膳方法の標準化を行う．見本をつくる，配膳したときの状態を図示するなどの方法で全員が同じように配膳できるような管理を行う．さらに個人対応が必要なアレルギー食などは，食器やトレーの色を変える，食札をわかりやすくするなど誰が見てもわかるようにして誤配膳が起こらないことを徹底しなければならない．

配　食

配食とは盛付けた（配膳した）料理を喫食者に渡すことをさす．配膳や配食を行う場所や方法は施設ごとに異なり，表 5・7 のように分類される．配食担当者は保育園では保育士，病院では看護師といったように，調理者と配食担当者が同

表 5・7 配膳・配食の方式

中央配膳方式	厨房で喫食者それぞれの料理を配膳する方式．病院などで多く採用されている．
分散配膳方式	必要な量の食事を食缶などの容器に分配して，喫食する所まで運搬し，運搬先で食器に盛付ける．病棟配膳方式や食缶配食方式はこれに含まれる．
・病棟配膳方式	各病棟の配膳室で配膳する方式．配膳室はパントリーともいうため，パントリー配膳ともいう場合もある．
・食缶配食方式	調理後食品を食缶に入れて配食する方法．学校給食や保育所給食で行われる．1人分ずつの食器への配膳は教室で行う．
食堂配食方式	喫食者に食堂まで来てもらい，提供する方式．事業所給食などで採用されている．
弁当配食方式	食事を弁当箱に入れて利用者に配食する方式．

表 5・8 サービス方式

フルサービス	配膳から下膳まですべて施設側が行う．
セルフサービス	配膳と下膳は利用者が自分で行う．
ハーフセルフサービス	配膳や下膳の一部を利用者が行う．

じとは限らないため，誰にどの食事を提供するかが調理者と配食担当者の双方にわかるようにすることが重要である．実際に，アレルギー対応での食器やトレーの色の変更，食札の工夫などは，配食事のミスを防ぐことにも有効である．

また，配食は利用者へのサービスに関わり，配膳や下膳を利用者が行うのか，施設側の従業員が行うによってサービスの方式が分類される（表 5・8）．カウンターサービスでは料理を盛付けてすぐに配食するため，配膳と配食が同時に行われる．

5・6・2 適温給食

料理の温度について，一般に体温の ±30 °C でおいしいと感じるとされている．さらに，大量調理施設衛生管理マニュアルでは食中毒予防の観点から，喫食まで 10 °C 以下もしくは 65 °C 以上で温度管理をすることが示されている．よって，料理を適温の状態で提供すること（**適温給食**）は，嗜好面だけでなく，衛生面からも重要である*．適温給食を行うための工夫としては，冷蔵庫，温蔵庫や冷温配膳車などの設備を導入する，食缶は二重食缶を用いる，食具は保温性のあるものを用いる，配膳時間を短縮して温度下降（上昇）が少なくするようにする，などがあげられる．

適温給食

* “入院時食事療養及び入院時生活療養の食事の提供たる療養に係る施設基準等”（厚生労働省）において，“保温食器等を用いた適温の食事の提供が行われていること”とされている．

5・7 洗浄・清掃

洗浄や清掃は，次の食事提供を安全に行うなど継続的な給食運営を行うための衛生環境を確保する基本となる．各作業の目的を明確にし，使用する器具や洗剤等の特徴を把握して適切に使用しなければならない．作業を行うのは人であり，清潔な状態を保つように意識をもって作業に従事するような従業員教育が重要である．

5・7・1　洗　浄

洗　浄

洗浄や清掃の目的は汚れを落とすことと微生物を殺すことである．汚れを落とす場合には洗浄剤を，消毒には消毒剤を用いるが，両者の作用を併せもつものも多く利用されている．表5・9は給食施設で用いられる洗浄剤や漂白剤の代表例である．使用目的を明確にして洗浄剤を選択し，製品に記載のある使用方法の注意をよく確認して使用する．また，洗浄剤を入れ替える場合には，その洗浄剤を入れても腐食しない容器を用いる．

5・7・2　食器および調理器具の消毒保管

食器類は熱風消毒保管庫で乾燥，消毒を同時に行い，使用するまでそのまま保管庫の中で保管することで衛生的な管理を行う．包丁・まな板殺菌庫内は紫外線ランプで調理器具を殺菌する機器であり，熱風乾燥機能を備えたものもある．包丁やまな板はこの中で保管する．

表 5・9　洗浄剤や漂白剤などの代表例[a]

	使用目的	種　類	主成分	対象物の例	使用上の注意点
洗浄	食品由来の汚れ全般	中性洗剤	陰イオン界面活性剤	調理器具類	
洗浄	特にひどい油汚れ 焦げ付いた汚れ 特にひどいたんぱく質の汚れ	アルカリ洗浄剤	水酸化ナトリウムや水酸化カリウムなどのアルカリ塩類	床，壁，加熱調理機器や食器洗浄機用の洗剤	素手で触らず，必ず手袋などを使用する．
洗浄	水あか（スケール）	酸性洗浄剤	有機酸（リンゴ酸やクエン酸など）あるいは無機酸（塩酸や硝酸など）	食器洗浄機の内部の洗浄	次亜塩素酸ナトリウム溶液と混ぜると塩素ガスを発生するので危険．
洗浄	手　指	手洗い用石鹸	陰イオン界面活性剤	手　指	食器用の石鹸とは目的が異なるので，手指の洗浄には用いない．
殺菌・漂白	野菜の殺菌 まな板などの漂白	次亜塩素酸ナトリウム		まな板，布巾，野菜，食器（メラミン製を除く）	金属腐食性が強い． 時間とともに濃度が低下する． 素手で触らず，必ず手袋などを使用する． 換気をする．
殺菌・漂白	食器の漂白・殺菌	酸素系漂白剤	過炭酸ナトリウムなど	メラミン製の食器	殺菌力を発揮するには50℃程度の温湯を使うことが望ましい．
殺菌	調理器具の殺菌 手指の食毒	アルコール	エタノールなど	調理器具 手　指	水分を完全に取除いてから使用する． 引火性が強いので，火の近くで使用しない．

a）文部科学省，"調理場における洗浄・消毒マニュアル Part I"（2009）より改変．

5・7・3 施設の清掃

施設内の清掃は調理室を清潔に保つために重要である．清掃は調理終了後すべての食品が調理室内から搬出された後に行わなければならない．便所なども毎日清掃し，貯水槽の清掃やグリストラップの汚泥の抜き取りなどは定期的に行う．清掃後には点検表に記入し，記録を保管しておく．大量調理施設衛生管理マニュアルに清掃の頻度や点検表なども記載されているため，それに準じて運用する．

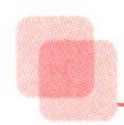

5・8 廃 棄 物 処 理

給食施設で生じる廃棄物には，厨芥などの可燃ごみ，不燃ごみ，資源ごみなどがある．**廃棄物処理**は施設の所属する地方公共団体や一般の処理業者に依頼する場合が多い．いずれの場合にも，その地域の条例などに従って廃棄物を区分し，処理する．油などはリサイクル業者へ回収を依頼する．廃棄物処理に当たっては，非汚染区域を通らずに搬出できるように経路の確保を徹底し，非汚染区域への二次汚染が起こらないように管理する．

廃棄物処理

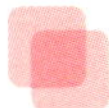

5・9 作 業 管 理

限られた資源の中で品質の良い給食を提供するためには，作業を効率良く進めること（作業管理）が重要である．IE（industrial engineering，生産工学と訳される場合もあるが，単に IE またはインダストリアルエンジニアリングという）は生産性を向上させることを目的として，人や物，情報といった資源を統合して最適に運用できるようにシステム設計を行うことである．

作業管理

資源の運用が適切かどうかを判断するために，給食施設の設備や調理員などの能力と作業量（負荷）が同等であるかどうかを検討する．能力と負荷が等しい状態であればよいが，能力が負荷を上回っている“ムリ（無理）”な状態や，能力が負荷を下回っている“ムダ（無駄）”な状態，ムリとムダが混在してみられる

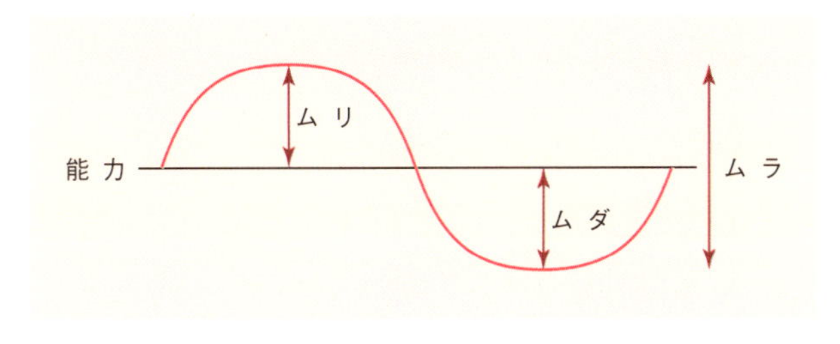

図 5・14 ムリ・ムダ・ムラのイメージ

“ムラ（斑）”のある状態がみられる場合がある．作業管理を行うことで“ムリ・ムダ・ムラ”（図 5・14）な状態を明らかにし，それらを排除して効率の良い生産を行うように心がけなければならない．

表5・10　作業の分類[a]

分類		性質	例
作業	主体作業	その作業者に課された本来の目的の仕事．主作業と付随作業に分けられる．	
	・主作業	本来目的としており，直接進行に関わる作業．	切さい，加熱，調味など調理作業全般であり，標準化できる作業．
	・付随作業	主作業を行うために必要な作業．	機械の始動，部品の取付けや取外しなど．
	付帯作業	主体作業を行うために必要な作業で，準備作業と運搬作業に分けられる場合もある．	作業指示書の確認や調理器具の片付け食材を運ぶなどの作業．
余裕	作業余裕	生産に間接的に必要であるが不規則に発生して標準化されないもの．	機械の点検や材料の補充など．
	職場余裕（管理余裕）	本来の作業とは無関係である，待ち時間や管理上発生する遅れ．	朝礼や前の工程が遅れることよる待ち時間など．
	人的余裕（用達余裕）	生理的欲求による遅れ時間．	用便，水飲み，汗拭きなど．
	疲労余裕	作業による疲労回復に必要な遅れ．正規の休憩や人的余裕などでは疲労回復しきれない場合も生じる．	重量物取扱い，環境の著しく悪い場合の休息など．
非作業		作業者の個人的理由により発生するもの．	遅刻，早退，雑談など．

a）藤田彰久，“新版 IE の基礎”，p.183，建帛社（1978）より改変．

5・9・1　作業研究

作業研究

作業研究では現状の作業を把握して問題点を抽出し，解決法の検討を行う．作業研究には作業方法研究と作業測定がある．

a. 作業の分類　作業研究では，作業の内容をその性質ごとに分類して進める場合がある．従業員の1日の動きは表5・10のように分類されることが多いが，研究方法や研究の目的によって分類は異なる．研究目的に応じて分類し，目的に沿った結果が得られるように工夫することが大切である．

b. 作業測定　量的側面からの作業研究であり，実際にストップウォッチなどで作業時間を測定する，もしくは過去の資料に基づき作業時間を推定する方法がある．作業の標準時間が把握できるので，作業計画などにも有用なデータを蓄積することができる．

c. 作業方法研究　質的側面からの作業研究であり，作業分析ともいう．実際に行われている作業内容を検証し，非効率な作業が把握されれば，その作業内容について改善を行う．作業方法研究を行うことで，業務の効率化が期待できる．

5・9・2　労働生産性

労働生産性

労働生産性は労働力に対する生産量を示すもので，作業効率の評価の指標に用いられる．労働生産性が低いと給食の原価を構成する労務費が高くなり，販売価格の引き上げや利益の減少につながる．また，食材費を減らす場合には，給食の品質低下につながる．このような販売価格の引き上げや品質低下は利用者の満足度を下げる原因となる．そのため，労働生産性を把握し，向上に努めることは利用者の満足度向上にも重要である．労働生産性は以下の式より算出する．

$$労働生産性 = \frac{生産額(生産食数)}{従業者数(労働時間数)}$$

給食施設に従事する労働者はパートタイマーもいれば超過勤務をする場合もある．そのため，労働者当たりの労働生産性を算出する場合には，従業者数は次式より求める．

$$従業者数 = フルタイム労働者数 + 換算フルタイム労働者数$$

換算フルタイム労働者数

$$= \frac{フルタイム労働者数の早出・残業時間数 + パートタイム労働者の就業時間数}{フルタイム労働者の基準労働時間}$$

6 衛生管理

1. 食中毒を予防するためにはどのような対策を講じる必要があるかを考える．
2. 給食施設で事例が多い食中毒について，原因となりやすい食中毒菌やウイルスを把握し，それらに汚染されやすい食材を扱うときには特に留意し，予防方法を把握する．
3. 健康障害を伴うガラス片，金属片などのほかに，食中毒の原因となるもの，ゴキブリやハエなど衛生害虫などの異物が食品に混入しないように留意する．
4. 給食施設の安全・衛生に関わる法律を理解し法令順守に努める．
5. 食品の国際化が進むことから食品衛生管理システムを理解し，特に原則については十分に把握する．
6. 食品の温度管理は食中毒防止のうえで重要な要素であり，食材による管理温度を把握する．

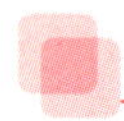

6・1 衛生管理とは

衛生管理
食中毒
異物混入

衛生管理とは，**食中毒**や金属片やガラス片などの鉱物性の**異物混入**といった喫食者の健康を損なうような事故を未然に防ぐほかに，ゴキブリやハエ，ネズミの糞や毛，カビなど食中毒をひき起こす原因となりうるもの，そのほかに消費者が不快に思う昆虫などの異物が混入しないよう，対策を講じることである．そのためには，給食施設で起こりやすい食中毒や異物混入とは何かを把握し，安全で衛生的な施設・設備で食材の取扱いや作業内容に応じた管理を行い，従事者への教育も並行して行う．食中毒が起こると，健康が損なわれるだけでなく，組織自体の信頼を失うなど影響は大きい．利用者に信頼される給食施設として，衛生管理体制を確立し日頃から食中毒などの事故が起こらないような運用に努めなければならない．

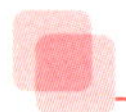

6・2 給食施設で起こりやすい食中毒

6・2・1 給食施設で発生した食中毒

2010～2014 年度の 5 年間に給食施設で発生した食中毒を表 6・1 に示す．学校，事業所および病院の食中毒は件数，患者数ともに**ノロウイルス**が多い．現在はカキを原因とする食中毒よりも**ヒト→ヒト感染**が多いことが知られている．よって，給食施設に入る人すべてが十分に手洗いをした後に入る必要がある．

学校給食では**カンピロバクター**による食中毒が多い．これは鶏肉に汚染率が高

表 6・1 給食施設における食中毒件数および患者数（2010～2014 年度総数）

原因物質	学校		事業所		病院	
	件数	患者数	件数	患者数	件数	患者数
ノロウイルス	30	1657	97	3136	10	397
カンピロバクター	19	667	7	181	0	0
サルモネラ	4	1901	13	381	4	18
ブドウ球菌	3	43	9	90	2	112
セレウス菌	1	9	0	0	0	0
ウェルシュ菌	1	17	0	0	3	114
出血性大腸菌	2	53	4	57	1	74
その他の大腸菌	0	0	1	9	1	0
ヒスタミン	1	26	4	173	0	0
キノコ	0	0	5	25	0	0
ジャガイモ	10	68	0	0	0	0
ひょうたん	1	16	0	0	0	0
クドア	0	0	3	38	0	0
エルシニア・エンテロコリチカ	0	0	1	52	0	0

いことに起因している．給食施設で生の鶏肉を食べる機会が少ないにもかかわらず患者数が多い原因は，生の鶏肉を触った手指で，十分な手洗いをせずに他の食材に触ったことによる**二次汚染**の可能性が高い．さらに，学校給食で**サルモネラ**の患者数が突出して多い理由は 2011 年に北海道でブロッコリーサラダが原因となった 1500 人を上回る中毒事例があったことによる．

二次汚染

また学校給食の中毒の特徴として，自然毒に分類される**ジャガイモ**による食中毒が散見される．ジャガイモの発芽部分には**ソラニン**やチャコニンが多く含まれることを知る人は多いが，学校での中毒の原因は緑化した部分に芽の部分と同じ程度にソラニン，チャコニンが多く含まれていることによる．食育の一環として，小学校でジャガイモを生育させ収穫したものを食べる際には，緑化したものは避ける必要がある．また，収穫後のジャガイモを直射日光が当たる所で保存すると緑化することも知っておく必要がある．

カジキマグロなどの魚を提供している給食施設は，**ヒスタミン**による中毒が散見されるため留意する必要がある．事業所の給食施設ではツキヨタケなどの**毒キノコ**によるものや，ヒラメなどに寄生する寄生虫の**クドア**によるものも散見される．

給食施設が原因と考えられる食中毒は少ないようであるが，これは給食施設に携わっている人たちが食中毒に対して最大限の努力を重ねているためである．ほんの少しの油断で大規模食中毒の原因となる場合があるため，食べ物を供給する立場の人は十分に注意しながら業務を行う必要がある．食中毒予防の原則を表 6・2 に示す．

表 6・2 食中毒予防の原則[a]

一般的な三原則	
つけない	手洗い ・調理前 ・魚介類や肉などの生ものを扱う前後 ・食事の前 ・残った食品を扱う前 ・トイレやおむつを交換した後 ・鼻をかんだ後 ・動物を触った後
	分ける ・"生の肉や魚"と"加熱しないで食べる野菜など"を切るまな板 ・"生の肉"と"焼けた肉"をつかむ箸やトング ・冷蔵庫で保管する場合は密封容器に入れたり，ラップをかけたりして，食品同士が触れ合わないようにする．
増やさない	低温保存 ・細菌の多くは 10 °C 以下で増殖が不活発になり，−15 °C 以下で増殖が停止する． ・購入後，すぐに冷蔵庫に入れる． ・冷蔵庫を過信せず，早めに食べ切る．
やっつける（殺菌）	加熱処理 ・ほとんどの細菌やウイルスは加熱によって死滅する． ・肉は中心部までよく加熱する（中心温度 75 °C で 1 分間以上）． ・調理器具は洗剤で洗ってから熱湯で殺菌する（台所用殺菌剤の使用も効果的）．
ウイルスによる食中毒の予防	
持込まない	感染した調理者が感染源とならないようにする． ・調理者の健康管理 ・嘔吐や下痢がある場合は調理に従事しない．
広げない	厨房に持込まれたウイルスが食品に付着しないようにする． ・石鹸などによる十分な手洗い ・定期的な消毒・清掃

a）政府広報オンラインより改変．

6・2・2 食中毒の種類と特徴

給食施設では厚生労働省が食中毒としている 27 区分のすべての食中毒について留意する必要があるが，実際には表 6・3 に示す食中毒が件数，患者数ともに多いので特に留意する必要がある．

6・3 異 物 混 入

異物混入

異物の定義は難しく，どこにも明確な定義はない．厚生労働省では頻発する異物混入に関して地方自治体に対して通知を出している．その骨子は，食品の安全性が確保されるよう，特に次の事項に留意することとしている．

① 食品取扱設備等の衛生管理は，分解や組立てを適切に行い，故障または破損があるときは，速やかに補修し，常に適正に使用できるよう整備しておく．

② 施設およびその周囲は，維持管理を適切に行い，常に良好な衛生状態を保ち，ゴキブリやハエなどの昆虫やネズミの繁殖場所を排除するとともに，窓，ド

表 6・3　事例や患者数が多い食中毒原因物質

種類	原因物質	特徴	潜伏期間，症状	原因食品	予防方法
細菌	サルモネラ属菌	通性嫌気性桿菌(感染型)	6〜72 時間 腹痛，下痢，特に嘔吐	卵と卵加工品，鶏肉などの食肉	食材の温度管理，衛生動物の排除
	腸炎ビブリオ	通性嫌気性桿菌(感染型)，海洋細菌，好塩菌，増殖が速い	8〜24(平均 12)時間 激しい腹痛，嘔吐，下痢(水様便)	魚介類の生食(夏季に多発)	食材の温度管理，水道水で洗浄，酢漬，調理用具の消毒
	カンピロバクター・ジェジュニー/コリ	微好気性桿菌(感染型)	潜伏期間が長い(1〜7日) 下痢，腹痛，発熱	食肉(特に鶏肉)，少量の菌で発症	低温(冷蔵)管理，十分な加熱調理，水道水で洗浄
	黄色ブドウ球菌	グラム陽性球菌(食品内毒素型)，耐熱性毒素(エンテロトキシン)産生菌，発育温度域が広い	潜伏期間が短い(1〜5時間) 唾液分泌，嘔吐	デンプン系の食材，おにぎりやケーキなど手作り食品，乳や肉加工品	手指の化膿に注意，調理後の冷蔵
	ボツリヌス菌	偏性嫌気性桿菌(芽胞形成/食品内毒素型・生体内毒素型)，神経毒素産生，致死率が高い	8〜36 時間 急性胃腸炎，神経症状	加熱不十分な瓶詰・缶詰，いずし(保存食)	摂食直前加熱(毒素は 100 °C，1〜2 分で破壊)
	ウェルシュ菌	偏性嫌気性桿菌(芽胞形成)，腸管内毒素産生菌(生体内毒素型)	8〜12 時間 感染型の食中毒，軽い下痢と腹痛	肉，魚などのたんぱく質系の食材	加熱調理後の管理，前日調理品に注意
	セレウス菌	通性嫌気性桿菌(芽胞形成/食品内毒素型・生体内毒素型)，最適温度 28〜35 °C，増殖温度域 10〜48 °C	下痢型：8〜22 時間 下痢，腹痛 嘔吐型：15 時間．悪心，嘔吐	下痢型：食肉製品 嘔吐型：米飯，焼き飯，スパゲッティ	低温保存(4 °C 以下)
	リステリア	通性嫌気性桿菌(感染型)，増殖温度 0〜45 °C，耐塩性が強く 10% 食塩濃度で増殖	1 日〜3 週間 発熱，頭痛，嘔吐	未殺菌乳，ナチュラルチーズ，野菜，食肉加工品	冷蔵庫を過信しない，65 °C 以上の加熱で容易に死滅
	エルシニア・エンテロコリチカ	通性嫌気性桿菌(感染型)，増殖温度 1〜44 °C	2〜5 日 下痢，腹痛，発熱	食肉，水，イヌ・ネコなどのペット類から食品を介して感染	加熱調理，4 °C で増殖するので保存に注意
ウイルス	ノロウイルス	冬季(11〜2 月)に特に多い，少量菌数(10 個程度)でも感染	24〜48 時間 吐気，嘔吐，下痢，腹痛，発熱	カキなどの二枚貝(おもにヒト→ヒト感染)	手指などによる汚染に注意，手洗いの励行，85 °C，1 分間以上の加熱
寄生虫	クドア	9〜10 月に多発，10 個程度でも感染	食後数時間 一過性の下痢や嘔吐	ヒラメ	−20 °C で 4 時間以上の冷凍，または 75 °C で 5 分間以上の加熱
化学物質	ヒスタミン	赤身の魚に *Morganella morganii* や *Photobacterium damselae* などの汚染による	食後 1〜5 時間で発症，12 時間後に回復 じんましん，顔面紅潮，酩酊感	アジ，サンマ，イワシ，サバ，カジキマグロなどの赤身の魚	温度管理がしっかりしたものを購入
自然毒	ソラニン，チャコニン	ジャガイモの発芽部分，緑化部分に含まれる	食後 1〜数時間 吐気，嘔吐，腹痛	ジャガイモ	芽の部分は大きくそぎ落とす．保存するときには日光を避ける．

ア，吸排気口の網戸，トラップ，排水溝の蓋などの設置により，ネズミや昆虫の施設内への侵入を防止する．

③ 食品取扱者は，衛生的な作業着，帽子，マスクを着用し，作業場内では専用の履物を用いる．指輪などの装飾品，腕時計，ヘアピン，安全ピンなど，食品製造等に不要なものを食品取扱施設内に持込まない．

④ 洗浄剤，消毒剤その他化学物質については，使用，保管等の取扱いに十分注意し，必要に応じて容器に内容物の名称を表示するなど食品への混入を防止する．食品等の製造または加工にあたっては，異物混入のないよう点検を行い，原材料および製品への異物の混入防止のための必要な措置を講じる．異物混入があったときには迅速かつ効果的な原因究明を実施し，速やかに被害拡大防止対策をたてる．消費者などからの食品等に関わる苦情で，健康被害につながる恐れが否定できない場合は，保健所などへ速やかに報告するよう指導を徹底すること．

異物の考え方は国によって異なる．

- **日本**：食品衛生法第 6 条では，人の健康を損なうおそれがあるものの販売等を禁止するとあるが，種類や大きさなどの具体的な基準はない．
- **韓国**：口の中で異物を感知できるのは 2.0 mm 程度以上のものであると判断としている．“長さ 2.0 mm 以上の異物が検出されてはいけない” という基準を粉末，ペースト，液状の食品に対して設定している．
- **EU**：一般食品法規則 178 のガイドラインに，食品異物混入に関する説明を記載している．しかし食品異物混入基準は明記されていない．
- **米国**：FDA（米国食品医薬品局）が食品中に硬く鋭利な異物が含まれていたケース 190 件の評価を実施し，“最大寸法 7 mm 以下の異物は外傷・重傷の原因にはほとんどならない” と結論づけている．

図 6・1 は東京都で 5 年間に発生した苦情件数である．有症苦情というのは医師の診断がなく，個人が保健所等に，これを食べたらお腹が痛くなったなど，何らかの症状を訴えたいわゆる苦情食品であるが，原因は食品でない場合が多い．

多くの異物事例をみると，人の健康を損なった事例はほとんどないが，金属片が入っていて歯が欠けたり，口の中を切ったという事例がある．しかし，これらの事例のなかには苦情者本人の銀歯の一部である場合や義歯の固定材である場合

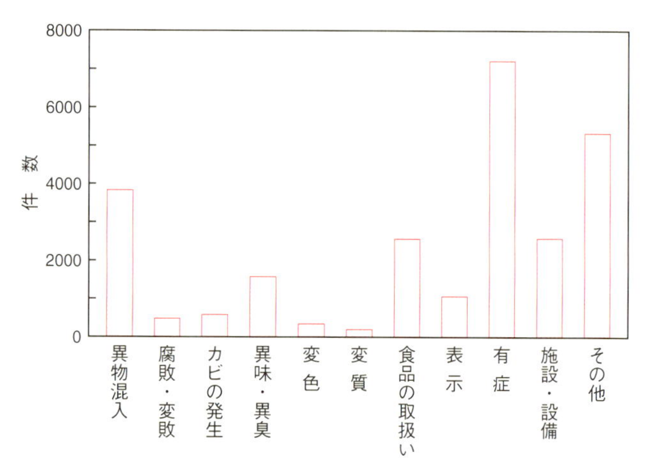

図 6・1　要因別苦情件数（東京都における 2010～2014 年度の総数）［東京都福祉保健局，“食品衛生の窓：食品の苦情統計”（2014 年度）をもとに作成］

もあり，必ずしも異物混入であるとは限らない．金属の混入については，各企業が金属探知機などを導入し普及してきたため，製造過程での金属の混入はさらに少なくなる可能性がある．

また，昆虫やネズミの混入も異物として苦情が寄せられる．ゴキブリやハエ，ネズミの糞などが加工食品加熱後に混入した場合は，食中毒など人の健康を損なう可能性があるが，苦情者の家庭で混入した事例が少なからずある．

一方，カット野菜や漬物などの農作物加工品に小さな幼虫や成虫の混入があると異物として扱われるが，自然界には無数の昆虫が生息している．昆虫に対する考え方も国により大きく異なり，好んで食べる国もある．昆虫は農薬などで防除しているが，それでも混入する場合がある．それをどのように考えるか，そのたびごとに交換するのがよいか，他の製品まで回収する必要があるのか，異物の内容を冷静に考える必要がある．安易な回収は莫大な損失を伴い，何らかのかたちで消費者にその負担が回ってくる可能性がある．

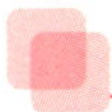

6・4 給食施設の食品衛生

食品衛生の観点から一度に大量の食材を使用する給食施設をみると，次のような注意すべき諸点がある．

- 大量の食材を扱うなかで検収時に品質の劣化したものやカビたもの，健康に影響の可能性があるガラスや金属片，ゴキブリやハエなどの衛生害虫が混入していないかなどを瞬時に見つけ排除する必要がある．さらに多種類の調理を行う場合には，生の肉や魚介類は汚染されているということを前提に二次汚染には十分に留意する必要がある．
- カンピロバクターは微好気性菌であり，熱に弱いにもかかわらず件数，患者数ともに多い．鶏肉に汚染が多く，加熱処理をした調理品は感染源にはならないが，少なからず原因となっている理由は二次汚染の可能性が高い．
- 汚染作業区域*と非汚染作業区域*の意義を十分に理解し実行する必要がある．
- 一般に，調理したものを短時間のうちに食べるため調理後の菌の増殖は比較的少ないが，特に加熱処理をしないものについては納入時までに温度管理が適切に行われていたかを見極めることが重要である．魚介類などは夏季に腸炎ビブリオによる食中毒が多い．同様に納入時までの温度管理と，生のものを触ったときには十分な手洗いをして二次汚染の防止に努める必要がある．
- 前日からの作り置きをする場合，カレーやシチューなど加熱して調理するものであっても芽胞形成菌による中毒もあるため再加熱を十分に行い，ウェルシュ菌などの中毒についても理解をしておく必要がある．
- 近年の傾向として学校，事業所，病院いずれもノロウイルスは件数，患者数ともに多いが原因は食材というよりもむしろヒト→ヒト感染が多い．そのため給食に従事する人は例外なく手洗いの励行が必要である．また，咳が出る人は調理室に入らないか少なくともマスクをする必要がある．

＊ 汚染作業区域，非汚染作業区域については§6・9・1(p.87)参照．

6・5 安全・衛生関連法規

6・5・1 食品安全基本法

食品安全基本法
(平成 15(2003)年)

食品安全基本法の目的は，“科学技術の発展，国際化の進展その他の国民の食生活を取り巻く環境の変化に適確に対応することの緊要性にかんがみ，食品の安全性の確保に関し，基本理念を定め，並びに国，地方公共団体及び食品関連事業者の責務並びに消費者の役割を明らかにするとともに，施策の策定に係る基本的な方針を定めることにより，食品の安全性の確保に関する施策を総合的に推進する”こととなっている．

“この法律において「食品」とは，全ての飲食物（医薬品，医療機器等の品質，有効性及び安全性の確保等に関する法律に規定する医薬品，医薬部外品及び再生医療等製品を除く.）をいう”．“食品の安全性の確保は，このために必要な措置が国民の健康の保護が最も重要であるという基本的認識の下に講じられることにより，行われなければならない”となっており，この法律により内閣府に食品安全委員会が設置され，食品のリスク評価を行っている．

食品安全委員会は食品に含まれる可能性のあるノロウイルスなどの病原菌，食品汚染物，添加物や農薬などの危害要因が人の健康に与える影響について評価を行っている．具体的には，食品中の危害要因を摂取することによってどのくらいの確率でどの程度の健康への悪影響が起こるかを科学的に評価している．

6・5・2 食 品 衛 生 法

食品衛生法
(昭和 22(1947)年)

食品衛生法は食の安全の根幹をなす法律であり，その目的は，“食品の安全性の確保のために公衆衛生の見地から必要な規制その他の措置を講ずることにより，飲食に起因する衛生上の危害の発生を防止し，もつて国民の健康の保護を図ること”となっている．給食施設にも適用される．

第 6 条では，“次に掲げる食品又は添加物は，これを販売し（不特定又は多数の者に授与する販売以外の場合を含む．以下同じ.），又は販売の用に供するために，採取し，製造し，輸入し，加工し，使用し，調理し，貯蔵し，若しくは陳列してはならない”として食品の安全性に関与するさまざまな内容が以下のように規定されている．

① 腐敗し，若しくは変敗したもの又は未熟であるもの．ただし，一般に人の健康を損なうおそれがなく飲食に適すると認められているものは，この限りでない．

② 有毒な，若しくは有害な物質が含まれ，若しくは付着し，又はこれらの疑いがあるもの．ただし，人の健康を損なうおそれがない場合として厚生労働大臣が定める場合においては，この限りでない．

③ 病原微生物により汚染され，又はその疑いがあり，人の健康を損なうおそれがあるもの．

④ 不潔，異物の混入又は添加その他の事由により，人の健康を損なうおそれがあるもの．

食品衛生法第55条に基づく営業停止命令

2014年1月15日，浜松市内の小学校などにおいてノロウイルスの食中毒が発生．喫食者数8027名，患者数1271名の大規模食中毒であった．

1月16日午前8時40分ごろ，A小学校の学校医から保健所に，"嘔吐，下痢等の症状を訴える児童が多いように見受けられる"との連絡が入り，その後教育委員会から，A小学校以外からも同様の報告が入っているとの連絡があった．体調不良による欠席者は1月16日に突然多数発生していることから，集団食中毒の疑いが強いと考えられた．おもな症状は嘔吐（79％），発熱（67％），下痢（50％）であった．

当初，加熱をしていない食品について疑いがもたれたが，食中毒の原因食品は最終的に14日に提供された食パンと断定された．食パンを焼成する際の温度条件は200℃，50分であることから，食品汚染の原因は焼成以降の工程と考えられた．当該施設では，スライス作業後食パン1枚1枚を手に取り，異物混入を確認する検品作業を行っていた．この入念な検品作業により，食パンに触れる機会が増え，大量の食品が汚染されてしまったと考えられた．なお，学校給食にて保存されていた検食（19校154検体中2検体の食パン），食パン製造所の拭き取り検査（女子トイレのスリッパ），移動式作業台からもノロウイルスが検出された．

行政処分：1月17日に営業禁止処分を行い，施設に対して清掃および消毒，従事者の衛生教育，体調不良者のチェック方法の改善，作業着の衛生確保，手袋交換のマニュアル作成などの指導が行われた．改善が確認されたため1月24日営業禁止を解除した．

6・5・3 大量調理施設衛生管理マニュアル

大量調理施設衛生管理マニュアルでは，"集団給食施設等における食中毒を予防するために，HACCPの概念に基づき，調理過程における重要管理事項"として，次の内容をあげている．

大量調理施設衛生管理マニュアル
（衛食第85号別添，平成9（1997）年3月）

① 原材料受け入れ及び下処理段階における管理を徹底すること．
② 加熱調理食品については，中心部まで十分加熱し，食中毒菌等を死滅させること．
③ 加熱調理後の食品及び非加熱調理食品の二次汚染防止を徹底すること．
④ 食中毒菌が付着した場合に菌の増殖を防ぐため，原材料及び調理後の食品の温度管理を徹底すること．
⑤ その他，施設設備の構造，施設設備の管理，検食の保存，調理従事者等の衛生管理など．

なお，本マニュアルは同一メニューを1回300食以上または1日750食以上を提供する調理施設に適用するとあるが，それ以下の施設においても参考にして運営を行う．

6・5・4 製造物責任法

製造物責任法はいわゆる**PL法**といわれるもので，"製造物の欠陥により人の生命，身体又は財産に係る被害が生じた場合における製造業者等の損害賠償の責任について定めることにより，被害者の保護を図り，もって国民生活の安定向上

製造物責任法
（平成6（1994）年）

PL：product liability

PL法が適用された腸管出血性大腸菌O157食中毒事例

PL法が適用された例として，学校給食O157食中毒死亡事件がある．1996年，大阪堺市立の小学校に在学していた児童が，学校給食を喫食した結果，病原性大腸菌O157に感染して死亡した事件があった．

死亡した児童の両親が市に対して，PL法第3条，債務不履行責任，国家賠償法第1条ないし憲法第29条3項の類推適用に基づく責任などを原因として，損害賠償を求め，市の責任原因の有無が焦点となった．大阪地裁堺支部は，“学校給食が学校教育の一環として行われ，児童側にこれを食べない自由が事実上なく，何らかの瑕疵等があれば直ちに生命・身体へ影響を与える可能性があること等からすれば，学校給食について，児童が何らかの危険の発生を甘受すべきとする余地はなく，学校給食には極めて高度な安全性が求められており，学校給食の安全性の瑕疵によって食中毒を始めとする事故が起きれば，給食提供者の過失が強く推定されるところ，本件児童に提供された給食は提供時点においてO157に汚染されており，その安全性に瑕疵があり，それを喫食したことによって本件児童は死亡したのであるから，市には過失が推定され，他に過失の推定を覆すに足りる証拠はない”として，市に国家賠償責任を認めた．1999年9月に確定し総額は45,379,352円（和解額）となった．

と国民経済の健全な発展に寄与すること”を目的としている．

すなわち製品の欠陥を原因とする被害については故意・過失のいかんを問わず製造者が賠償責任を負うという法律である．学校給食で食中毒が起こりPL法を根拠に賠償責任が生じた例もある（上記のコラム参照）．

6・5・5 食品表示法

食品表示法
（平成25(2013)年）

JAS：Japanese agricultural standard

食品表示法は，2015年に施行された新法であるが，食品衛生法，JAS法（農林物資の規格化等に関する法律）および健康増進法の3法の食品の表示に関わる規定を一元化したものである．この法律の目的は食品を摂取する際の安全性の確保および自主的かつ合理的な食品の選択の機会を確保することである．食品を安全に摂取し，自主的かつ合理的に選択するため，食品表示基準を策定したものである．“名称，アレルゲン（卵，乳，小麦，落花生，そば，えび，かに），保存の方法，消費期限，原材料，添加物，栄養成分の量及び熱量，原産地その他食品関連事業者等が表示すべき事項”となっている．

学校給食においては特に生徒のアレルギーについて事前に調査し，記録するなど十分に注意する必要がある．アレルギーに関しては生徒によって食品の種類や摂取量による感受性も異なることから十分に留意し，もしアレルギー反応を起こす生徒がいた場合，どのように対処するかの体制も整えておく必要がある．

食物アレルギーのある児童・生徒に対しては，日本学校保健会が発行した“学校のアレルギー疾患に対する取組みガイドライン”（2008年）の対応の徹底が求められている．また，『今後の学校給食における食物アレルギー対応について』（25文科ス第713号，平成26年3月）を参考にするとよい．

また，機能性表示では野菜や果物など生鮮食品や加工食品，サプリメントについて，健康の維持増進効果を具体的に示すことができるようになった．

6・6 衛生管理システム

6・6・1 給食施設の衛生管理組織

衛生管理組織

給食施設の衛生管理組織は下記の4項目を満たす必要がある．

① 調理施設の経営者または学校長等施設の運営管理責任者（“責任者”）は，施設の衛生管理に関する責任者（以下“衛生管理者”）を指名する．なお，共同調理施設などで調理された食品を受入れ，提供する施設においても衛生管理者を指名する．

② 責任者および衛生管理者を中心に学校，事業所，病院で，それぞれの実情に合わせてできるように，かつ協力体制ができるような調和のとれた組織を確立するように努力する必要がある．

③ 緊急時の対応を間違えると給食施設そのものの存続にも関わるので，衛生責任者は衛生管理に関わる担当者の責任分担を明確にして，報告，連絡，相談などが確実にできるように，かつ協力体制ができるような調和のとれた組織を確立するように努力する必要がある．

④ 文部科学省では学校給食の運営と管理に関して，“学校給食法”に基づき学校給食衛生管理基準を設けている*1．また，各市町村の“学校給食共同調理場設置条例”により，共同料理場の位置，職員，共同調理場の所長に助言する機関として運営委員会*2の設置など，共同調理場の組織が制定されている．

*1 2009年4月1日施行．

*2 運営委員会の一般的な構成は，教育長，所長，関係学校長，関係学校PTA代表者，関係保健所担当者，学識経験者，その他教育長の指名する者となっている．

6・6・2 一般的衛生管理プログラム

一般的衛生管理プログラム

食品の安全を確保するためには，一般的な衛生管理が十分に行われていることが重要となる．清潔で衛生的な食品の製造あるいは加工環境を確保するための要件を，わが国では**一般的衛生管理プログラム**と称している．

一般的衛生管理プログラムの概要

- 使用する原材料が衛生的である．
- 食品を取扱う従事者が衛生に関して常に意識をもっている．
- 食品を取扱う施設が衛生的に管理されている．

FAO（Food and Agriculture Organization of the United Nations）：国連食糧農業機関．

WHO（World Health Organization）：世界保健機関

コーデックス（CODEX）：Codex Alimentarius が正式名称で，2015年現在，唯一の国際食品規格である．

このプログラムの内容は，1997年にFAO/WHO合同食品規格委員会（コーデックス委員会）によって作成された**食品衛生の一般的原則**に示されたものと同じであり，安全で品質の良い食品を製造あるいは加工するための設備や器具およびその管理について規定したものである．したがって，このプログラムは，食品の製造あるいは加工する施設として当然備わっていなければならない要件であり，HACCPシステムの適用の前提条件プログラム（prerequisite program）として位置付けられている（図6・2）．

食品衛生の一般的原則

コーデックス委員会が作成した“食品衛生の一般的原則”は食品衛生管理における国際的基準であり，この中で原材料，作業環境，食品の取扱いなどについてのガイドラインを示している．それによると，食品の衛生管理ではまずこのガイドラインの内容を確実に満たすこと，ついでそれだけではどうしても確保できない食品の取扱いに直接関係する重要な事項はHACCPシステムでカバーすべきで

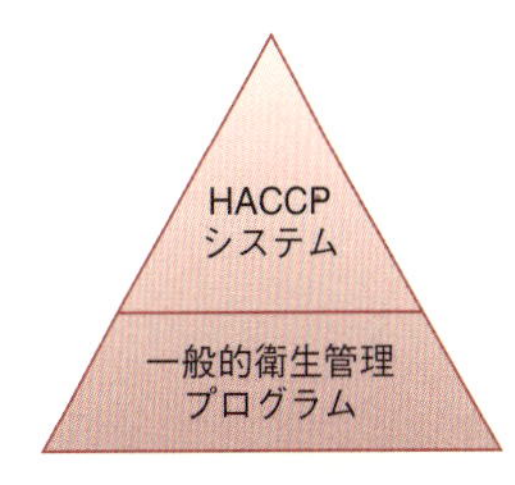

図6・2 一般的衛生管理プログラムとHACCPシステムとの関係

あるとしている．

2004 年，厚生労働省は“食品衛生の一般的原則”の内容等を参考に，“食品等事業者が実施すべき管理運営基準に関する指針（ガイドライン）”を示し，各都道府県ではこの指針をふまえて管理運営基準の条例化を図っている．2014 年に食品衛生法第 50 条第 2 項を改正し，従来の一般的衛生管理に加え，HACCP 導入型基準を選択できることとした．これにより，指針も改正され，各自治体は 2015 年から改正指針に従って条例を改正することとなった．そのため，食品等事業者は HACCP 導入型の管理運営基準を選択することが可能となり，HACCP の義務化へ向けて準備することが可能となった．

GMP：good manufacturing practice

“食品衛生の一般的原則”およびわが国における GMP（適正製造規範）といわれている“衛生規範”の内容は，建物の構造，食品取扱設備，給水および汚物処理，施設・器具類の衛生管理で構成されている．

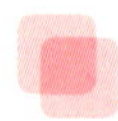

6・7　HACCP システムによる食品衛生管理

6・7・1　HACCP システム

HACCP（ハサップ）
危害分析（HA）
重要管理点（CCP）

HACCP とは，hazard analysis and critical control point の頭文字をとったもので食品の衛生管理システムの国際標準のことであり“危害分析（HA）および重要管理点（CCP）”と和訳されている．**HACCP システム**は 1960 年代の米国アポロ計画のときに，NASA が宇宙食の安全性確保のために構築したもので，それまで行われてきた最終製品の抜き取り検査に依存する品質管理手法とは異なり，食品製造の全工程を監視（モニタリング）することによって食品の安全性を管理しようとするものである．

原材料の生産段階から製造・加工，流通，消費に至るまでのすべての過程（from farm to table：農場から食卓まで）において発生する恐れのある危害の管理状態を連続的にモニターし，製造ロット内のすべての製品の安全性保証に焦点を合わせた管理手法である．

わが国においては，製造基準の規定されている一部の食品（乳・乳製品，清涼飲料水，食肉製品，魚肉練り製品，容器包装詰加圧加熱殺菌食品）を対象に HACCP システムを**総合衛生管理製造過程**（通称：マル総）と称する承認制度として位置付けている（食品衛生法第 13 条第 1 項）．食品衛生法ではこの総合衛生管理製造過程を“製造又は加工の方法及びその衛生管理の方法につき食品衛生上の危害の発生を防止するための措置が総合的に講じられた製造又は加工の過程という”と定義している．

HACCP は，コーデックス委員会により，ガイドラインとして示され，国際標準として広く普及が進んでいる．HACCP を導入することにより，食中毒の発生および食品衛生法に違反する食品の製造などの防止につながるなど，食品の安全性の向上が期待される．これらのことから HACCP による工程管理の普及を加速させる必要が出てきた．厚生労働省では，食品の輸出に当たり，他国から HACCP による衛生管理が求められる場合があることから，国内の食品等事業者に対し，将来的な HACCP による工程管理の義務化を見据えつつ，HACCP の段階的な導入を図る観点から，新たに HACCP を用いて衛生管理を行う場合の基準（以下“HACCP 導入型基準”という）を規定することとした．

HACCP システムによる衛生管理の基本的な概念はコーデックス委員会によって策定された“HACCP の 7 原則”に基づいており，HACCP システムによる衛生管理を実施するためには 7 原則を含んだ 12 の手順によって衛生管理計画マニュアルを作成する（表 6・4）．HACCP の要点は原則 1～7（手順 6～12）に示されている．手順 1～5 までは，危害分析を行うための準備段階である．

表 6・4 HACCP システムの 7 原則 12 手順

【手順 1】 HACCP 専門家チームの編成
経営者または当該施設の工場長がチームリーダーとなりチームを編成し，目的意識を明確にしてプランの作成・見直しなどについて確認する．

【手順 2】 対象食品の明確化
該当食品を明確にし，使用する原材料，添加物，包装資材，最終製品の名称や特性，製造・加工，保存，流通および調理条件などの情報を明確にする．

【手順 3】 意図する用途と喫食対象者の確認
喫食（利用）の形態と喫食対象者がどのような人なのかを確認する．

【手順 4】 フローダイヤグラム（製造工程一覧図）と施設の見取り図の作成
危害分析を行うに当たり，対象食品の製造・加工の全行程を把握する必要があるため，原材料の搬入から最終製品の搬出までの製造工程の流れを順を追って書き出したフローダイヤグラムを作成する．また，当該施設の構造，設備の配置と食品および食品取扱い者の動線を包含した施設見取り図を作成する．

【手順 5】 フローダイヤグラム，施設の見取り図の現場確認
手順 2～4 で確認したことが，実際の作業現場での状態と合致しているのかを確認する．

【手順 6】 ［原則 1］危害分析（HA）
原材料および製造・加工・調理などのすべての工程における潜在的な危害原因物質（要因）を製造工程一覧図に沿って列挙（リストを作成）し，おのおのの危害原因物質がひき起こす健康被害の起こりやすさや起こった場合の程度を分析・検討するとともに，それら危害原因物質の制御方法を明らかにする．

【手順 7】 ［原則 2］重要管理点（CCP）の設定
危害分析の結果から確認された危害因子が，どの各製造工程・加工工程で制御できるか，すなわちどの工程が CCP となるかを判断する．

【手順 8】 ［原則 3］各重要管理点の管理基準（CL）の設定
管理基準とは，製品の安全性を確保するために許容できる限界値のことであり，各 CCP ごとに危害分析の際に得られたデータをもとに温度や時間など科学的根拠に基づいて基準の指標（パラメータ）を設定する．

【手順 9】 ［原則 4］各重要管理点の監視方法の設定
設定した各 CCP において規定した方法どおりに実施され，管理基準を満たしているかを確認し，あとから検証できる正確な記録を付けるための方法を決める．

【手順 10】 ［原則 5］管理基準逸脱時の改善措置の設定
CCP のモニタリングにおいて指標が管理基準を逸脱したとき，緊急連絡体制，原因究明の手順などを決めておく．各 CCP における逸脱時の修正措置も文書化しておく．

【手順 11】 ［原則 6］検証方法の設定
HACCP システムがプランに従って適正に行われているか否か，また HACCP プランに修正が必要かどうかを判定するための方法，手順などを明確にしておく．

【手順 12】 ［原則 7］記録の文書化と記録保持方法の設定
HACCP プランとその作成記録およびモニタリング記録，改善措置記録，検証記録などの得られる記録は，すべて 1 冊のファイルに整理して保存し，いつでも閲覧できるようにしておく．

文書化（documentation）

記録保持方法（record keeping）

CL：clitical limit

HACCP システムでは，CCP の管理基準（CL）や監視・測定などについて詳細な計画と記録が重要視されている．また，HACCP のプランだけでなく一般的衛生管理プログラムに関する事項についても文書化し，保存しておくことが必要である．

HACCP システムは，従来の最終製品の抜き取り検査による衛生管理に比べ，より効果的に問題のある製品の出荷を未然に防ぐことができる．また，食品の安全性に関わる問題が生じた場合でも，モニタリング結果を記録・保存しているため，製造または衛生管理の状況を把握することができ，原因の究明が容易にできるという特長がある．

6・7・2 給食施設と HACCP システム

厚生労働省では集団給食施設，弁当屋・仕出屋などの営業施設の監視指導の徹底を図ることにより，大規模食中毒の発生を未然に防止することを目的として，“大量調理施設衛生管理マニュアル”を作成し，通知している．このマニュアルでは，集団給食施設における食中毒を予防するために，HACCP システムの概念に基づいた調理過程における重要管理事項*を示し，これらの事項について点検・記録を行うとともに必要な改善措置を講じ，これを遵守するために，さらなる衛生知識の普及啓発に努める必要があるとしている．

＊ 重要管理事項については§6·5·3（p.81）参照.

6・8 人に対する衛生管理

衛生管理の目的は食中毒や感染症を発生させないことである．給食施設において事故が発生した場合には，多数人を対象にしているため一度に多くの人を危険にさらす重大なことになる．さらに経営体としても致命的な立場に立つことにもなる可能性がある．

衛生管理の対象となる人は，給食従事者である給食管理者，管理栄養士，栄養士，調理師，調理員，給食に関わる事務員，食品納入業者，給食対象者などである．給食を実施している管理責任者は，施設の実態をふまえた安全・衛生管理計画を立案して，事前の防止対策，事故が発生した場合の対応などの危機管理体制を整える．それぞれの立場で事故が発生しないように注意を払うことはもちろんであるが，管理栄養士・栄養士は施設の管理者とともに衛生管理や衛生教育をする役割を担っている．

a. 施設の給食従事者に対する衛生管理 給食従事者に対する健康診断，検便などの衛生管理については，労働安全衛生規則に規定されている事項を順守する．給食従事者の健康が守られなければ安全な給食は望めない．衛生管理者はもとより給食関係者は，日常の業務で服装，手指の衛生，作業中の衛生，洗浄や後片付けなど食中毒防止に努めることが必要である．

b. 食品納入業者に対する衛生管理 食材が調理場（施設・設備）に納入されるときに，外部との接触が起こる．納入業者の衛生意識や食品を取扱う業者としてのモラルや自覚が求められる．施設の衛生管理者は食品衛生および健康管理に関する情報を積極的に提供することも必要である.

6・9 施設・設備の衛生管理

施設・設備とその衛生管理は，食品の安全を確保するうえで必須条件である. これらの内容に関しては"食品衛生の一般的原則"およびわが国における GMP に記載されている. これら"衛生規範"の内容は，建物の構造などの施設，食品取扱設備，給水および汚物処理，施設・器具類の衛生管理で構成されている.

＊ 施設・設備については §7・3（p.94）参照.

6・9・1 施 設

施設に関しては，① 施設内は，十分な明るさを有し，② 外部に開放された窓および吸排気口に金網を設け，排水口には鉄格子を設けるなどネズミや衛生害虫の侵入を防ぐ構造であり，③ 施設には，原材料，器具類を洗浄するための給水・給湯設備を設ける，④ 下処理などを行なう汚染作業区域と調理・配膳などの非汚染作業区域の区分けをして，作業を衛生的に行なう.

施設の設備・器具を安全で衛生的に使用するためには，作業の標準化のためのマニュアルが必要である. "大量調理施設衛生管理マニュアル"に示されている施設・設備管理項目に従って各施設のマニュアルを作成する.

一連の調理作業にはさまざまな工程が含まれる. 施設の実態に即して作業区分を行い，汚染区域における作業，非汚染区域における作業を分ける. 図 6・3 に一例を示す.

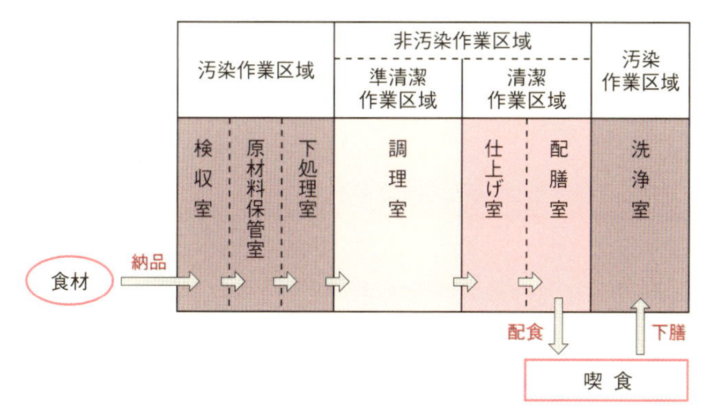

図 6・3 作業区域の例 食材の流れが矢印に逆行しないように留意する必要がある.

- **汚染作業区域:** 検収室，原材料保管室，下処理室は，外部から納入された食材が，清潔作業区域に入っていく前に，二次汚染を生じないように下調理作業を行う場所である. そこで使用する器具は専用のものを使用し，床面の色分け，作業室区分などをして汚染作業区域であることを明確にして危険性を認識できるようにする.

- **非汚染作業区域**: 調理室，仕上げ室，配膳室などが非汚作業区域（さらに準清潔作業区域に区分）にあたる．下処理された食材をさまざまな調理を行い，最後に配食・記録する作業領域である．加熱操作を行わない料理もあり，大量調理施設衛生管理マニュアルに基づいた作業を行う．時間管理，温度管理など複雑な衛生管理が求められ，人を介する調理済み食品の二次汚染を防止することが重要となる．

6・9・2 設 備

設備は，衛生的であることに加え機能性や安全性を具備していることが重要である．取扱い食品の種類や数量に応じた十分な設備を揃えて食品の衛生を確保する必要がある．そのために器具・容器は，① 食品取扱い器具は，使用目的や食品の種類，調理方法に応じて専用のものを使用する．② 汚染作業区域，非汚染作業区域ごとにそれぞれ区分して使用する．③ 器具・容器は清掃しやすいものとし，配置は衛生確保や作業効率を考慮して配置する．十分に洗浄，消毒のうえ，再び汚染されることがないよう，衛生的に保管する．

- 保管庫: ネズミや昆虫が侵入しない構造の衛生的な戸棚や格納箱とする．
- 手洗い設備の給水栓: 手洗い後に再汚染しないタイプなど衛生面に配慮したものとする．石けん液，爪ブラシ，ペーパータオル，消毒液などは適切な位置に配備する．
- 便所: 隔壁などをもって他の場所と完全に区画され*，専用の履物が備えられており，手指の消毒装置を備えた流水式手洗い設備を設け，手洗い後のドアはノブなどに触らなくてもよいタイプとする．
- 廃棄物処理設備: 手指を触れずに処理できるよう，足踏み開閉式など蓋のある廃棄物容器を設け清掃しやすいものとする．

* 調理場などから3m以上離れた場所に設けることが望ましい．

これら最小限の事項は必要であり，それらが適切に行われているかの管理は非常に重要である．さらに施設外の貯水槽，廃棄物集積場や施設外の環境も食の安全を確保するためには十分な配慮が必要となる．また，これらの基本的な事項がなぜ必要かを全員が理解することが基本である．それらが適切に実行されていることを前提にHACCPや大量調理施設衛生管理マニュアルが行われている．

給食施設には，講理作業のために必要な大型機器・器具を含む多くの調理用設備および器具がある．大量調理施設衛生管理マニュアルにも保守管理の方法が示されているのでそれに従って点検を行い，未然に事故を防止する対策を立て実行する．

- 調理用施設: 調理台，作業台，加熱調理器，水槽，配膳台，冷凍庫，冷蔵庫，温冷蔵配膳車など施設の清掃方法のマニュアルを作成し，清潔に保持する．
- 調理器具および食器: 保守管理は安全・衛生管理につながるため，食器具の洗浄・消毒・保管は適切に行われているか，また，定期的に破損状態，使用年数などの実態を把握して安全に使用できる状態を確認し，保持する．

6・10 食材の取扱いと衛生管理

6・10・1 検収の方法

- あらかじめ検収責任者を定めて，食品の納入に立会い，検収*を確実に実施すること．
- 生鮮食品は，原則として当日搬入すること．なお，当日搬入ができない場合は，冷蔵庫などで適切に温度管理するなど衛生管理に十分留意する．
- 納入業者から食品を納入する場合は，検収室で食品の受け渡しを行うとともに，検収表(簿)に基づき，品名，数量，納品時間，納入業者名，製造業者名および所在地，生産地，品質，鮮度，包装容器などの状況（箱や袋の汚れや破れなど），異物混入や異臭の有無，期限表示（賞味期限，消費期限），製造年月日，品温（納入業者が運搬の際，適切な温度管理を行っていたかどうかを含む），ロットに関する情報（年月日表示またはロット番号）などについて十分に点検や確認を行い，記録し，これを1年間保存する．
- 食品は検収室において専用の容器に移し替え，下処理室などに段ボールなどを持込まない．
- 共同調理場の受配校においても，納入業者から直接食品が納入する場合は，配膳室などにおいて，同様に検収などを行う．
- 食品の検収室には，食品が直接床面に接触しないよう床面から60 cm 以上の高さの置台を設ける．

検収：発注書どおりに食材が納品されているかを確認する作業．（§4·4（p.51）参照）

表 6・5 原材料，製品等の保存温度 a)

食品名	保存温度	食品名	保存温度
穀類加工品（小麦粉，デンプン）	室温	殻付卵	10 °C 以下
砂糖	室温	液卵	8 °C 以下
食肉・鯨肉	10 °C 以下	凍結卵	−18 °C 以下
細切りした食肉・鯨肉を凍結したものを容器包装に入れたもの	−15 °C 以下	乾燥卵	室温
食肉製品	10 °C 以下	ナッツ類	15 °C 以下
鯨肉製品	10 °C 以下	チョコレート	15 °C 以下
冷凍食肉製品	−15 °C 以下	生鮮果実・野菜	10 °C 前後
冷凍鯨肉製品	−15 °C 以下	生鮮魚介類（生食用鮮魚介類を含む）	5 °C 以下
ゆでだこ	10 °C 以下	乳・濃縮乳	10 °C 以下
冷凍ゆでだこ	−15 °C 以下	脱脂乳	10 °C 以下
生食用かき	10 °C 以下	クリーム	10 °C 以下
生食用冷凍かき	−15 °C 以下	バター	15 °C 以下
冷凍食品	−15 °C 以下	チーズ	15 °C 以下
魚肉ソーセージ，魚肉ハムおよび特殊包装かまぼこ	10 °C 以下	練乳	15 °C 以下
冷凍魚肉練り製品	−15 °C 以下	清涼飲料水（食品衛生法の食品，添加物等の企画基準に規定のあるものについては，当該保存基準に従うこと）	室温
液状油脂	室温		
固形油脂（ラード，マーガリン，ショートニング，カカオ脂）	10 °C 以下		

a) “大量調理施設衛生管理マニュアル” より抜粋．

6・10・2 保管の方法

- 缶詰，乾物，調味料など常温で保存可能なものを除き，食肉類，魚介類，野菜類などは，1回で使い切る量を購入する．
- 納入した食品を保管する必要がある場合には，食肉類，魚介類，野菜類など食品の分類ごとに区分して専用の容器で保管することなどにより，原材料の相互汚染を防ぎ学校給食用食品の原材料，製品等の保存基準に従い，棚，冷蔵・冷凍設備に保管する．
- 牛乳は，専用の保冷庫等により適切な温度管理を行い，常に新鮮かつ良好なものが飲用に供されるよう品質の保持に努める．
- 食品の保管場所は，適切な温度および湿度管理を行い，衛生管理に十分留意する．
- 原材料，製品等の保存温度は大量調理施設衛生管理マニュアル（表6・5）に従う．

6・10・3 調　理

調理工程における温度はおいしさだけでなく衛生管理としても重要である．

細菌性食中毒の予防には加熱処理が最も簡単で確実である．食中毒細菌はそれぞれ死滅する温度が異なるが，それぞれの菌に対して加熱温度を変えるのは実用的でない．食材によっては加熱温度が菌に伝わりにくい場合もある．そのため厚生労働省が推奨している中心温度75 °C，1分間以上の加熱を行う必要がある．

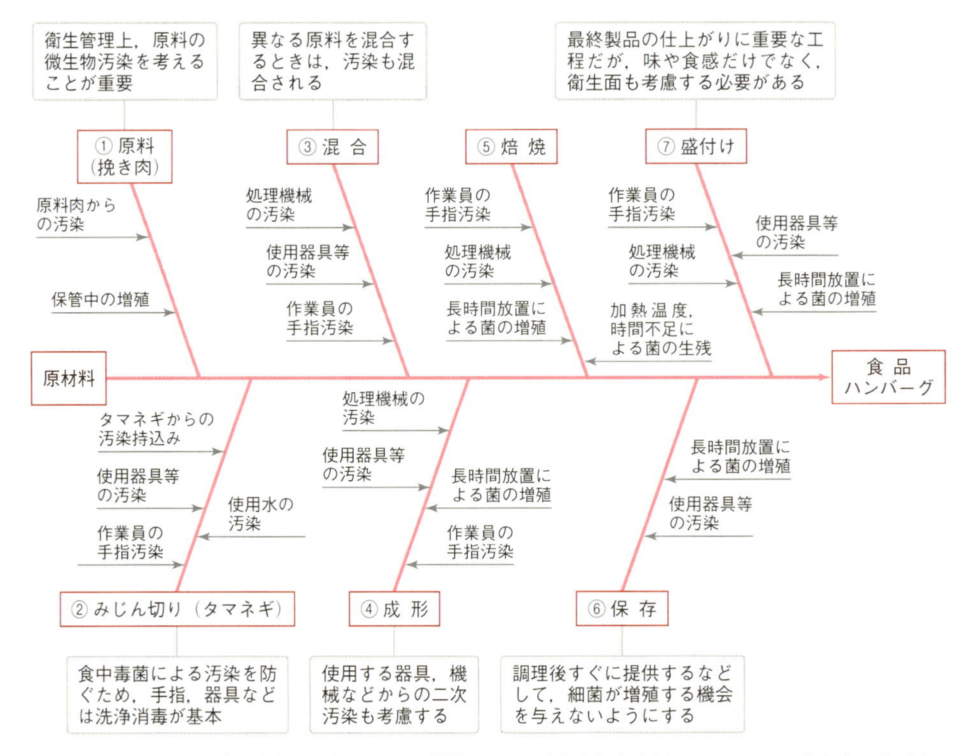

図 6・4 ハンバーグの生産・工程における特性要因図 ［東京都衛生局，“HACCP の考え方に基づく自主的衛生管理マニュアル作成の手引き ステップ3 HACCP システムの導入”，p.25 (1998) より改変］

しかし，この温度ではノロウイルスは死滅しない．二枚貝のノロウイルスを対象とする場合は85～90℃で90秒間の加熱が必要とされている．また，給食施設で注意する食中毒菌としては芽胞形成菌がある（表6・3参照）．芽胞は熱や乾燥状態，pHの変動にも抵抗性がある．したがって，カレーライスやシチューなど高温で調理したものも芽胞は抵抗性があるため，前日に作り置きをすると夜間に増殖し食中毒を起こす可能性がある．それを防ぐには小さな鍋に移し替えて急速に温度を低くするか，当日に再加熱をしっかり行うことにより食中毒は防ぐことができる．調理工程でどのような食中毒発生の要因があるかについて，図6・4のように特性要因図を活用することも有用である．

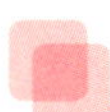

6・11 食中毒発生時の対応方法

食中毒は微生物性の食中毒と化学物質や自然毒による食中毒に大別される．給食が原因となる食中毒はおもに微生物によるが，事例は少ないもののヒスタミンなどの化学物質やジャガイモなどに含まれる自然毒による場合もある．

一般的に化学物質や自然毒による食中毒の場合は食べた直後から発症するまでの時間が数時間と短いため，給食が原因であるかの推察がしやすい．しかし，微生物による食中毒の場合，黄色ブドウ球菌は潜伏期間が短く1～3時間であるが，そのほかは8時間以上～数日後に発症するため，問題が発生するまでには時間がかかる．食中毒は突然発生すると考えてよい．自分たちの施設は衛生管理を十分にしているから大丈夫との慢心は危険である．万一のことを考えて，食中毒が発生した場合の対応策を検討しておくことが大切である．食中毒発症から衛生管理体制の確立までを以下に示す．

食中毒発生時の対応方法
①医師からの届け出
②患者や学校等からの連絡
↓
③保健所との連携
↓
④保健所の指示
↓
⑤患者等への説明・保証
↓
⑥衛生管理体制の確立

① **医師からの届け出**：医師は食中毒と診断した場合，直ちに最寄りの保健所に届け出なければならない．保健所の食品衛生監視員は直ちに動き患者にいつ，どこで何を食べたかを聞き，考えられる食材を保健所あるいは衛生研究所に搬入して原因を究明する．給食関係の疑いがもたれるときには直ちに当該施設に連絡がある．

② **患者や学校等からの連絡**：給食を食べた人たちや家族から，下痢や嘔吐したなどの連絡があった場合や，学校等から腹痛や嘔吐など同じような症状を訴える複数の生徒が出たなどの連絡があった場合，食中毒の疑いがある．給食施設がこれらの情報を入手した場合は，速やかに保健所に連絡することが必要である．

いずれの場合もあらかじめ施設内での連絡体制を整備しておく必要がある．

③ **保健所との連携**：保健所からの連絡があったときには，それまでに知りえた情報を的確に伝えると同時に可能な限り協力をすることが必要である．

給食施設が原因との疑いがもたれた場合，給食従事者に同様の症状の人がいないかを確認し，あれば直ちに就業を停止し，検診や検便を実施する．さらに献立表，食材の入手経路，検収・温度等の保管状況，調理方法，供食方法，調理時刻および供食時刻，食材および調理後から供食までの温度管理状況等について整理をし，問題点の有無を整理しておく．

④ **保健所の指示**：当該施設が原因と判明したときには，給食の提供を停止することはもちろん，保健所と相談のうえ，迅速に施設の消毒を行う．給食の停止や再開については保健所の指示に従う．

保健所と密接に相談しながら種々の事項を行うことにより対策が的確にでき，事故の拡散を防ぐことができる．

⑤ **患者等への説明・保証**：患者等への説明や被害補償等を行う場合，保健所が行った調査結果の客観性が，円滑な実施の助けになる．

学校，事業所または病院の給食施設いずれにおいても食中毒が起こると，組織自体の信頼を失い，予想外のダメージがある．

⑥ **衛生管理体制の確立**：平常時に衛生管理体制を確立し，食中毒発生時の連絡体制，協力体制等を確立しておくとともに再発防止のための検収から供給までの体制の確認が必要である．また，事故が発生した場合，誰にどのような説明をする必要があるか，マスコミ対策も含めて検討しておく必要がある．

7 施設・設備管理

1. 施設設計として施設・設備管理を考えることで，使用しているだけでは意識しない施設・設備の構造，用途について学ぶ．
2. 食品に対する衛生面と作業者に対する安全面を理解する．
3. 調理などの作業における衛生面と，施設・設備における衛生面を区別する．
4. 施設・設備・調理機器の各種用途について学び，適切に使用する．

7・1 施設・設備管理とは

給食施設では，利用者および作業者を食品危害そして作業危害から守るために安全・衛生管理のもとに日々の調理作業が行われている．これらは，作業工程上に潜む危害要因リスクを軽減するだけではなく，施設・設備上でリスクを軽減することも大事なことである．

施設・設備管理

給食施設における施設・設備管理の管理範囲は，検収から配膳配食に至る調理室，食器洗浄室，食堂，給食事務室，厚生施設に加えて，食品保管設備，消毒保管設備など，広範である．施設・設備の良否およびその効率的な使用方法は，給食運営全体に大きく影響する．給食を，① 衛生的，② 能率的，③ 安全に運営するためには，施設・設備の構造，使用方法，保守管理方法などの知識と技術・能力が必要であり，管理栄養士・栄養士にはそれらが求められる．

7・2 施設・設備の関連法規

給食施設・設備は，各都道府県条例により“業種別に，公衆衛生の見地から必要な基準を定めなければならない”とされている（食品衛生法第 51 条）．給食施設・設備管理に関する法令では，建築，ガス，電気，消防，環境などについても規制されている（表 7・1）．厚生労働省所轄の法令は，主として給食を安全・衛生的に実施するためのものであり，労働安全衛生規則第 630 条には，食堂の床面積の規定がある（1 人当たり 1 m^2 以上）．電気用品安全法，ガス事業法に関する法令では，電気，ガスを安全に使用するために消費する機器自体，機器の設置方法，業者について定められている．これらの法令のほか，給食施設の種別により，設備および運営に関する基準が定められている（医療法，学校給食法など）．また，**大量調理施設衛生管理マニュアル**では施設・設備について，構造や管理の基準が示されている．

表 7・1　給食施設・設備管理に関する法令

所轄庁	法　令　名
厚生労働省	食品衛生法，労働安全衛生法，水道法 総合衛生管理製造過程の承認と HACCP システムについて ボイラー及び圧力容器安全規則の施行について など
経済産業省	電気用品安全法，ガス事業法 液化石油ガスの保安の確保及び取引の適正化に関する法律 特定ガス消費機器の設置工事の監督に関する法律 ガス漏れ警報器の規格及びその設置方法を定める告示 など
国土交通省	建築基準法，下水道法 など
総務省	消防法，火災予防条例準則 など
環境省	環境基本法，大気汚染防止法，悪臭防止法，水質汚濁防止法， 廃棄物の処理及び清掃に関する法律 など

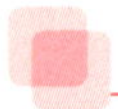

7・3　生産（調理）施設・設備設計

ここでは，調理施設を設計することを念頭に，その手順を加えて施設・設備管理をみていく．

施設・設備管理は図 7・1 のように大きく分けて調理施設設計と施工後の保守・保全がある．衛生的，能率的かつ安全な運営のためには調理施設設計が適切に行われていることが前提となり，給食提供開始後の施設運営では保守・保全がメインとなる．通常，調理室は施設の一部分であり，その面積は施設全体の設計計画の段階で決められていく．そのため，厨房設計では決められたエリアの中で作業区域を分け，それぞれの作業区域ごとに必要な設備を作業動線*1 が交差しないように配置することになる．さらに，調理機械は熱源や仕様によって使用できる調理器具の材質や大きさなどが異なるため，導入する設備の特徴に応じた食器や調理器具を選定する．

*1 作業動線については§5·4（p.64）参照．

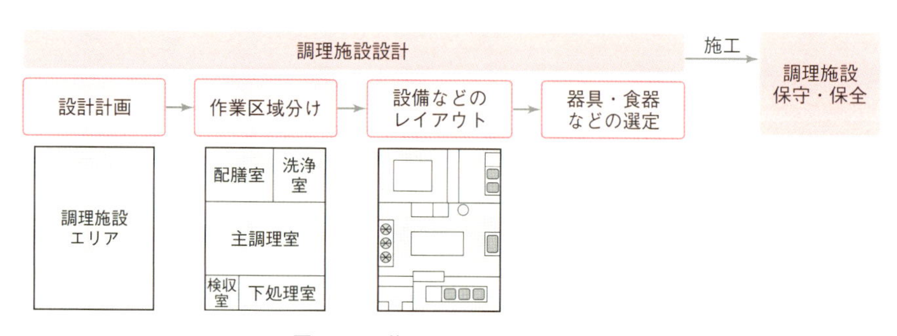

図 7・1　施設・設備管理の流れ

7・3・1　設 計 計 画

設計計画

調理施設を設計するには，初めにオペレーションシステムを明確にし，配膳・配食方式*2 を検討する．つまり，クックサーブかクックチルか，中央配膳か食堂配膳かに加えて，食数はどのくらいなのか，野菜は施設でカットするのかカッ

*2 オペレーションシステムについては§5·2（p.62），配膳・配食については§5·6·1（p.68）参照．

ト野菜を購入するのかなど，施設のシステムと献立（調理）により，どの作業にどのくらいのスペース・設備が必要なのかを検討する．

さらに，納品の際の業者出入口，中央配膳・分散配膳では冷温(蔵)配膳車や食缶の喫食場への搬送出入口，食堂配膳の場合は食堂への利用者出入口を確認し，食品の調理室への入口・出口を定める．

7・3・2 施設・設備のレイアウト

レイアウトとは，一定の空間内に作業動線を考慮して機器類を配置したり，割り付けたりすることである．給食施設は次の三つに区切る．

- 調理を行う施設：調理室，食器洗浄室，付帯施設（事務室，検収室，倉庫）など
- 給食従事者の厚生施設：更衣室，休憩室，便所，浴室，シャワー室など
- 食事をする施設：食堂など

前述の設計計画にて，食品の入口・出口が示されることで食品の移動方向が決まる．この移動方向を目安にそれぞれのレイアウトを決めていく．厚生施設については，大量調理施設衛生管理マニュアルでは，“隔壁などにより食品を取扱う場所と必ず区分”し，“調理場等から 3 m 以上離れた場所に設ける”とある．また，便所は給食従事者専用が望ましい．

a. 給食施設の区分 大量調理施設衛生管理マニュアルでは，衛生面を確保し，人や食品の交差による汚染や二次汚染を防ぐために調理を行う施設を汚染作業区域と非汚染作業区域を明確に区分することが示されている[*1]．

*1 §6・9・1（p.87）も参照．

- **汚染作業区域**：検収室，原材料の保管場，下処理室，食器洗浄室
- **非汚染作業区域**
  - **準清潔作業区域**：調理室
  - **清潔作業区域**：仕上げ室，配膳室

汚染作業区域
非汚染作業区域
準清潔作業区域
清潔作業区域

なお，同マニュアルでは各区域は固定され，それぞれを壁で区画することを推奨しているが，床面を色分けする，境界にテープを貼るなどにより明確に区画することでもよいとしている．

b. ゾーニング 調理室設計の目的（給食施設の構成，調理システム，規模，衛生など）に従って調理室を分割し，機器・設備を配置することを**ゾーニング**という．食材の搬入から厨芥（ちゅうかい）[*2] 処理まで調理工程および作業工程の流れを考慮して，機器・設備を配置する．人，食材，食器およびワゴンなど小型調理用具の動線は，短い方がよく，いずれもワンウェイ（一方向の動線計画）を基本とする．衛生的で円滑な作業動線を考慮して各作業区域を決め，間仕切りや床面の色分けなどで区別する．また，調理従事者の汚染作業区域から非汚染作業区域への移動や交差は極力行わないようにし，二次汚染防止に努める動線計画が求められる．

ゾーニング

*2 厨芥については p.68 参照．

c. 給食施設の面積 給食施設の面積基準は明確にされておらず，給食施設の種類，規模（提供食数），メニュー形態，料理の提供方式，システムなどにより必要となる面積が異なる．表 7・2 に示すように，調理室面積は少々狭い方

表 7・2　施設別調理室面積の概算値

施設名	建築設計資料集成[†1] (調理用面積)	厨房設備工学入門[†2] (厨房面積)	最適厨房研究会[†3] (厨房面積[†4])
学校給食	0.1 m^2/児童 1 人	0.27 m^2/児童 1 人	0.50 m^2/児童 1 人以上
学校給食センター	0.1 m^2/児童 1 人	0.34 m^2/児童 1 人	0.60 m^2/児童 1 人以上
病　院	0.8～1.0 m^2/ベッド	1.75～2.35 m^2/ベッド	1.45 m^2/ベッド以上
事業所給食	食堂面積×1/3～1/4	0.25～0.35m^2/食	0.5 m^2/人以上

†1　日本建築学会 編，“コンパクト建築設計資料集成 インテリア”，丸善出版(2011)より．
†2　「厨房設備工学入門」編集委員会 編，“厨房設備工学入門”，日本厨房工業会(2011)より．
†3　最適厨房研究会給食研究部会 編，“最適な厨房設計のためのガイドブック 2014”，最適厨房研究会(2014)より．
†4　厨房の範囲は“調理を行う施設”のうち付帯施設を除く範囲．

が動線が短くなり使いやすいとされるが，施設や機器に求められる機能などが変化していることもあり，近年の指針では広くなっている．日本厨房工業会は，各調理機器の床占有面積（m^2）の 2.0～3.5 倍とし，小厨房で 3.0 倍以上，大厨房で 2.5 倍以上としている．調理室の面積における効率化は，動線が短くなることに加えて，空調などのエネルギーコストを小さくすることが期待できる．調理室は洗浄，切さい，加熱，配膳など，複数の調理作業を行う空間であり，これらを考慮したコンパクトな立体的空間利用の工夫が必要である．

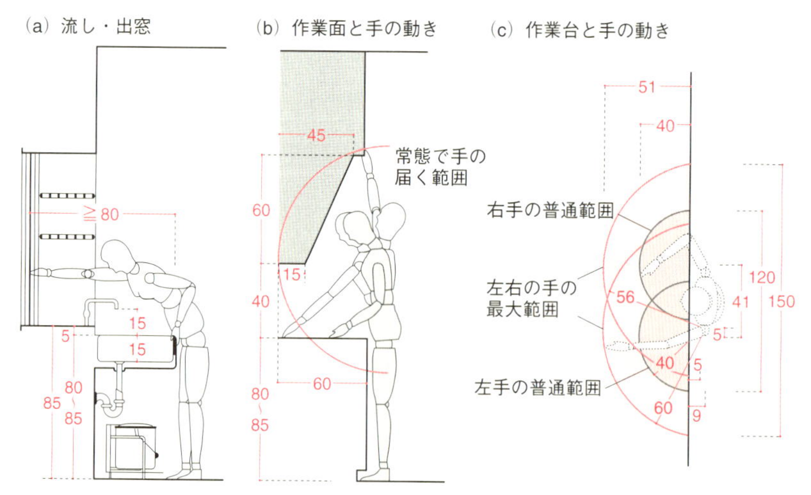

図 7・2　調理の基本寸法　[日本建築学会 編，“コンパクト建築設計資料集成 インテリア”，p.40，丸善（2011）より]

通路の基本寸法
- 1 人歩き：75 cm
- 2 人歩き：100 cm
- 物を持って歩く：荷物幅 ×1.5＋75 cm
- 火気前：100 cm
- ワゴンなどが通る：ワゴンの幅×1.5
- ワゴンなどが回転する：ワゴンの長さ×1.5～2.0

[最適厨房研究会給食研究部会 編，“最適な厨房設計のためのガイドブック 2014，最適厨房研究会（2014）より]

d. 作業スペースの確保　通路の幅，人体の諸作業（座位作業，立位作業など）のスペースを基準として十分な作業スペースを確保できるように，レイアウトする．調理作業における基本寸法を図 7・2 に示す．調理工程や作業工程をふまえた設備配置，通路幅，収納位置，調理台の高さなどを考えて設計すること

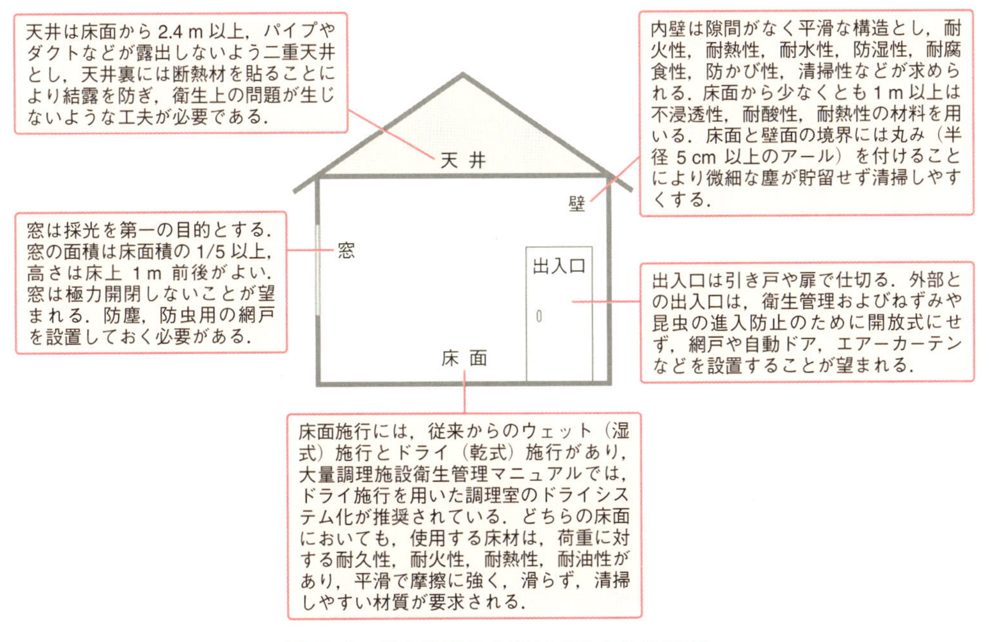

図 7・3 給食施設の内装に求められる事項

で，作業効率の向上や作業負荷の軽減が期待できる.

e. 給食施設の内装 床面，壁，天井，窓，出入口に求められる内容を図 7・3 に示す.

f. 熱源，電気設備 調理機器の熱源や駆動エネルギーとして，ガスや電気が使用されている.

ガス機器については，使用できるガスの種類（液化石油ガス(LPG)，都市ガス(13A) など)，熱量，供給圧力を確認する．ガス漏れ，一酸化炭素(CO)中毒，爆発などの危険に備えて安全装置（ガス・CO 警報器，ガス遮断装置など）の設置や適切な換気が必要である．また，非常時に備えてガスを用いた非常時用発電機（停電時でも使用可）や，元来のガス管より丈夫で災害時に破損や損壊しにくい“中圧ガス管”によるガス供給，都市ガスを液化石油ガス仕様の機器に変換できる臨時供給装置などがある.

調理室では，各種機器の動力や加熱機器の電熱利用により，多くの電力が必要となる．そのため，電気容量や電圧（3 相 200V，単相 100 V など），機器の同時使用率を考慮する．加えて，コンセントはアースを取付け，床上 0.6 m 以上に設置し，個数も検討する必要がある．壁面などにあらかじめ凹ませて設置することで衝突による破損防止となり，安全性・衛生性も高まる．また，災害時の停電に備えて，機器の取扱説明書に掲載されている“(定格)消費量(kW)”を参考に，非常用電源供給対象機器*を設定するなどに努める.

近年では，環境問題やエネルギー問題，コスト面（ガス，電気，上下水道費）から給食施設においても省エネルギー化が求められている．そこで調理室単体の計測器を設け，給食（調理）部門でのエネルギー消費量を把握し管理する施設が増えている．表 7・3 に熱源の違いによる特性を示す.

調理室のドライシステム化: 調理室の床面のドライ施行のみでなく，調理室全体を低湿度に保持する“keeping dry（キープドライ）”が本来の意味．施設のドライ化により低温，低湿，清浄な空気化を実現することで，衛生面の向上（微生物の繁殖防止など），労働環境の改善（床が滑りにくい，軽装作業可能など）に伴う作業員の身体的負担の軽減や衛生管理意欲の向上が期待できる．イニシャルコスト（導入時費用）は割高だが，低湿度により機器損傷が軽減し，耐久性が向上することで保全費が少なく済む.

LPG: liquefied petroleum gas

* 施設の非常用の電源（非常時用発電）で駆動可能な機器.

低ふく射機器：従来のガス厨房機器に比べてふく射熱による室温上昇を抑えた機器．機器そのもの仕様だけでなく，排気設備などを整備することで室温の上昇を防いでいる．

＊　ヒーター式の場合，たとえばコイルヒーター（シーズヒーター）では，ヒーターそのものが熱くなることにより加熱する．よってヒーター自体に余熱が残る．

表 7・3　熱源の違いによる特性[a]

	電　気	ガ　ス
安全性	安全装置を装備しやすい． 漏電，接点不良などから発火する可能性がある．	ガス漏れ，着火不良による爆発の危険性がある． 機器や設備の不良または経年劣化により，不完全燃焼（CO 発生）の恐れがあるが，立ち消え安全装置や CO センサー搭載機器があり安全基準が充実．
衛生面 環境面	ふく射熱が少ないため，規定の室温に保ちやすい．	排気，ふく射熱により室温が上昇しやすい． 低ふく射機器もある．
制御性	無段階または多段階での出力調整が可能． タイマー，温度センサーにより時間管理が可能．	無段階または多段階での出力調整が可能． タイマー，温度センサーにより時間管理が可能．
加熱性能	ヒーター式＊は立ち上がりに時間がかかる． 電磁誘導式（IH 式）は，立ち上がりが早い．	立ち上がりが早い． 小面積で強力な火力が可能
熱効率	50～98％と比較的高い．	30～70％と比較的低い．
設　備	受電設備または供給電力量により制限があるため，事前確認が必要． 設備費は比較的高い． 空調設備（室温上昇が少ないため）が軽減できる．	設備費は比較的安い． CO を排出するため，排気設備を十分考慮する必要がある．
耐久性	長寿命で，清掃性に優れた構造の機器が多い．	燃焼部は，定期的メンテナンスが必要． 清掃しにくい構造の機器がある．
法規制†1	ガスに比べ，設置条件などが緩和される場合がある．	電気に比べ，設置条件などが厳しい場合がある．

†1　電気用品安全法，ガス事業法など．
a)　資料提供：タニコー株式会社．

7・3・3　調理機器の選定と種類

a. 調理機器の選定　給食施設の種類や目的により，導入する機器の種類やサイズが異なる．機器を選定する際は，献立の特色，機器の使用頻度や床専有面積，作業スペース，調理動線，手入れ方法など，機能性，生産性（作業効率），経済性〔イニシャルコスト（導入時費用）とランニングコスト（日常費用）〕，安全・衛生性，耐久性，保守性（メンテナンス性）などから検討する．

イニシャルコスト
ランニングコスト

b. 機器の配置と据付け　機器選定後の機器配置の際は，数種のモデルメニューを選定し，それに応じた作業の動線・スペースを確保できるか確認して配置する．

機器据付けには，清掃しやすく，衛生管理が容易な工法を選択する．据付け方法として，スタンディング工法，ベース工法，ウォールマウント（壁掛）工法などがある（表7・4）．このほか，機器にキャスターを取付け可動式にすることで，床面の清掃が簡便になり，献立に応じて自由にレイアウトを変更することができる．この場合，配線や配管を集約して床や壁に埋設することで（供給設備分配システム）油脂や埃の堆積を防ぎ，床の清掃性が高まる．機器据付けとともに，配線・配管類は，機器内部にスペースを設けたり，壁や床面に埋設したりするなど

表 7・4 調理機器の据付け方法

工法	説明	図
スタンディング工法	最も一般的な工法. 機器脚部と床との空間は 15 cm 以上必要. 10 cm 以下だと機器下部が油脂や埃で黒ずみ，害虫の巣となる.	15 cm 以上 床
ベース工法	機器を 10 cm ほど上がった床に直接設置する工法. 機器と床の間に隙間がなく，ごみなどが堆積せず，清掃が容易. 配線・配管の露出により衛生環境が低下する.	10 cm 床 R 5 cm
ウォールマウント（壁掛）工法	機器を壁面の特殊なハンガー部材に取付けて壁面に設置する工法. 配管・配線類もハンガー内に隠し，露出せず，機器と床の空間が広いことから清掃性が向上する.	80〜85 cm 壁 床

表 7・5 おもな機器

作業区分	作業区域		調理機器名	
搬入・検収	汚　染		計量器，放射温度計，検食用冷凍庫，冷蔵・冷凍庫	
下処理			球根皮むき機（ピーラー），フードカッター，合成調理機，フードプロセッサー，ミートチョッパー，洗米機，包丁・まな板殺菌庫，真空包装機，シンク，調理作業台	
調　理	非汚染	準清潔	回転釜，ティルティングパン，スチームケトル，フライヤー，焼き物機，ガスレンジ，電子レンジ，ブラストチラー，炊飯器，コンベクションオーブン，スチームコンベクションオーブン	
配　膳	非汚染	清　潔	温蔵庫，ウォーマーテーブル，スープウォーマー，コールドテーブル，コールドケース，冷温(蔵)配膳車，食器ディスペンサー，トレイディスペンサー	
洗浄・消毒	汚　染		食器洗浄機	食器消毒保管庫† 器具消毒保管庫†
	清　潔		包丁・まな板殺菌庫（調理済み）	
その他	浄水機，湯沸かし器，生ゴミ処理機，ボイラー			

† 洗浄室（汚染）と配膳室（清潔）の間にあり，両扉になっているものが多い.

の工夫により，調理室全体の衛生面や清掃面が保持される.

c. 機器の種類　給食施設では，作業区域ごとにさまざまな機器が使用されている（表 7・5）.

i）おもな下処理機器（汚染作業区域）

球根皮むき機（ピーラー，写真 1）

・ジャガイモ，サトイモなどの球根野菜を洗いながら皮をむく.

フードカッター（写真 2）

・野菜，肉，魚，果物などあらゆる食品をみじん切りにする.

・ボウルをゆるやかに水平回転させながら 2 枚の巴型（ともえがた）の刃が縦に高速回転するこ

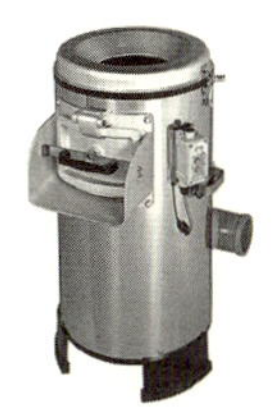
1. ピーラー

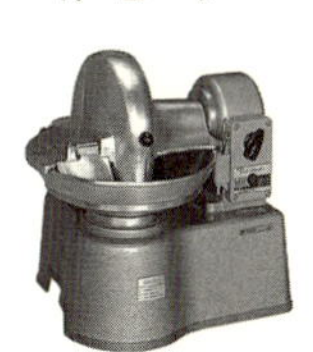
2. フードカッター

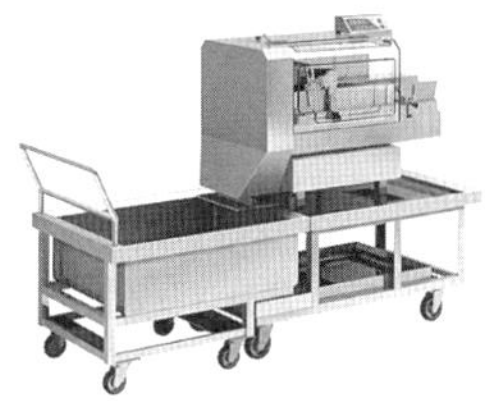
3. フードスライサー

とによって，食品の液汁を出すことなく切さいできる.

合成調理機（フードスライサー，写真 3）

・野菜の切さい（薄切り，千切りなど）から肉類を挽くまで 1 台でこなせる万能調理機.

・回転刃の取替え，回転速度の切替えによって切裁形状を使い分ける.

フードプロセッサー

・フードカッターとミキサーの機能を併せもったもの.

・みじん切りにしてから混合・乳化までの作業が，連続的に一つの機械で行える.

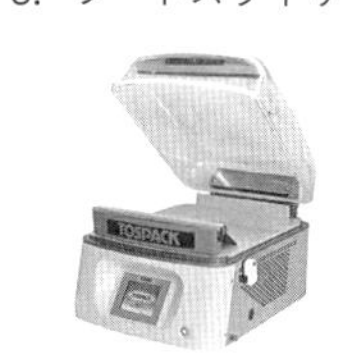

4. 真空包装機

真空包装機（写真 4）

・食品を樹脂フィルム（耐熱・耐冷（−10 ℃〜120 ℃），耐酸の機能をもつ）に入れ空気を除去した状態で密封シールするもの.

・真空調理などで使用される.

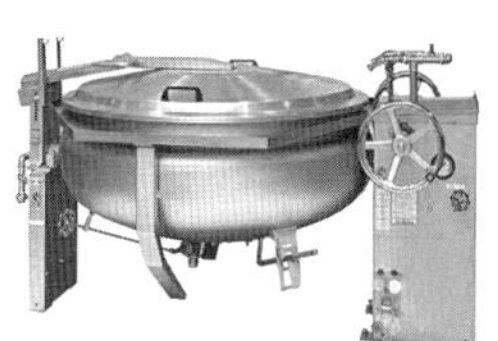
5. 回転釜

ii）おもな調理機器（準清潔作業区域）

回転釜（写真 5）

・煮物，汁物，炊飯，揚げ物，炒め物，湯沸かし，蒸し物など多目的用途の丸形の釜.

・手回しハンドルにより前傾動回転して調理した食品の取出しや清掃が容易にできる.

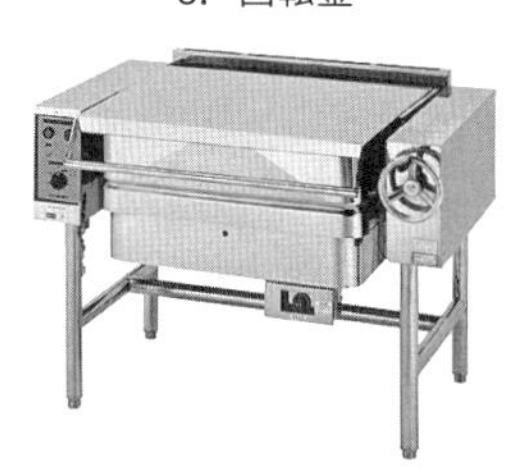
6. ティルティングパン

ティルティングパン（写真 6）

・浅く平たい角型の回転釜．煮物，焼き物，炒め物，揚げ物調理が可能.

・平たく広いことにより鍋底温度が均一に温度調節されているため，調理のマニュアル化が容易である.

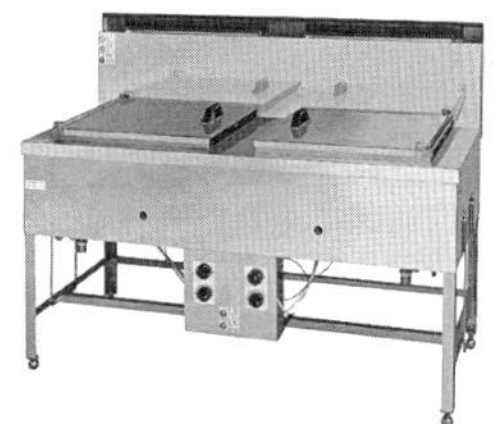
7. フライヤー

フライヤー（写真 7）

・深い油槽を備え，油を一定の温度に加熱制御することができる機械.

・揚げ物に使用される.

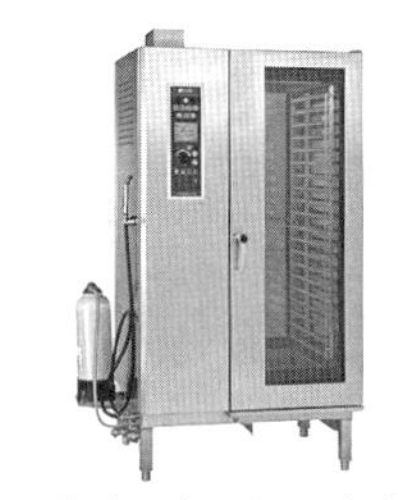
8. スチームコンベクションオーブン

スチームコンベクションオーブン（写真 8）

・熱風，スチーム，併用加熱が可能.

・焼物，蒸し物，煮物，炒め物，揚げ物様といった多種類の加熱調理が可能で，再加熱，保温，真空調理，冷凍食品の解凍などにも活用でき，一定の調理条件がシステム化された機械.

焼き物機

・炭火やガスバーナー，電気ヒーターなどの熱源から放出される赤外線によって，主として，魚，肉などを直火で焼く.

・上火式，下火式，上下両面式のものがある.

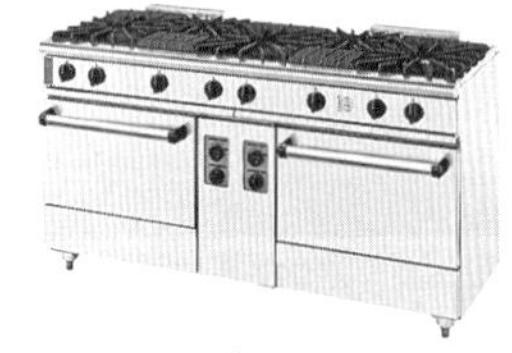
9. ガスレンジ

ガスレンジ（写真 9）

・上面（トップ）に多目的の加熱に使えるコンロが配置され，下部にオーブンを備えた伝統的な万能調理機.

p.99〜p.102 の調理機器の写真提供：株式会社 AIHO.

・昔，石炭や薪を燃やして暖をとることと調理することを兼ねていたため，“ストーブ”ともよばれる．

・現在では，電気式もあり，**IH テーブル**（写真 10）が広く使用されている．

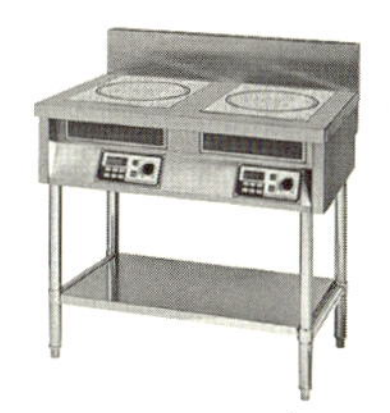

10．IH テーブル

電子レンジ

・マイクロ波（周波数 2450 MHz の電磁波）を使用して，食品内部より急速加熱する機器．

・業務用では，主として冷凍食品の解凍・再加熱に使用される．

・単独では，焦げ目などがつけられないため，対流加熱やふく射加熱との複合で使用されるものもある．

立体炊飯器（写真 11）

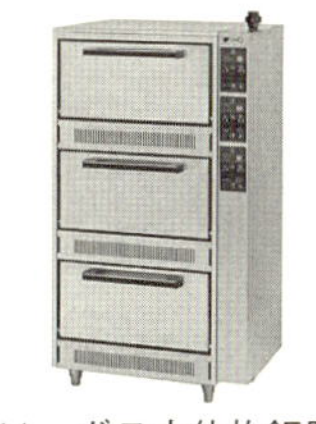

11．ガス立体炊飯器

・縦に 2 段または 3 段と積み重ねた炊飯器．

・炊き上がりを自動で感知する自動炊飯機能をもち，一釜で最大 5 升（7.5 kg）前後を炊飯できる．

ブラストチラー（写真 12）・**タンブルチラー**（写真 13）

・加熱調理の済んだ食品を安全な冷蔵温度までできるだけ早く冷却するための，冷風吹き付け（ブラストチラー）および冷水循環（タンブルチラー）タイプの急速冷却機．

・ブラストチラーは，ホテルパンに食品を入れて使用するのが一般的であり，スチームコンベクションオーブンと共通のホテルパンサイズを使用する．

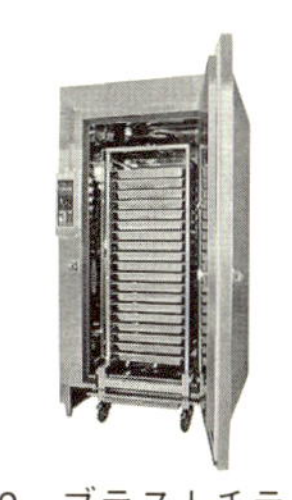

12．ブラストチラー

・タンブルチラーは，スープやカレーなどの液状・流動料理を寸胴などの深さのある鍋に入れて使用する．

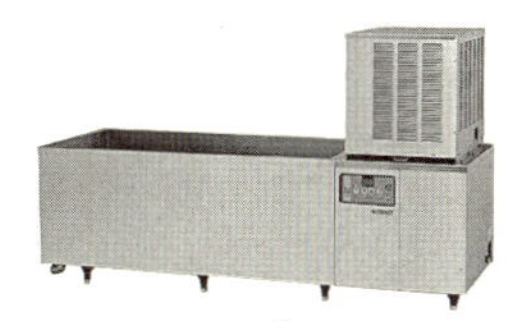

13．タンブルチラー

真空冷却機（写真 14）

・庫内を減圧状態にすることで沸点を下げ，加熱調理された食品内の水分を低温で蒸発させ，蒸発熱により食品から熱を奪い食品を急速に冷却する．

・水分が蒸発できないパック物の冷却はできない．

・蒸発により水分が減少するため，注意が必要な場合がある．

・液状食品の場合，液が飛散することがあるが，機器の高機能化により抑制されている．

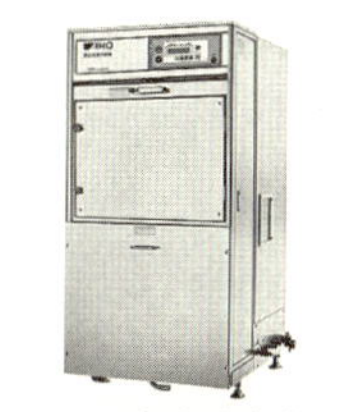

14．真空冷却機

スービークッカー

・真空パックされたものを一定の温度（58〜95 °C）で一定時間加熱調理する湯せん器．

iii）おもな配膳機器（清潔作業区域）

温蔵庫

・加熱調理済みの食品を，菌の繁殖しにくい 65 °C 以上の温度で盛付け直前まで保温する．

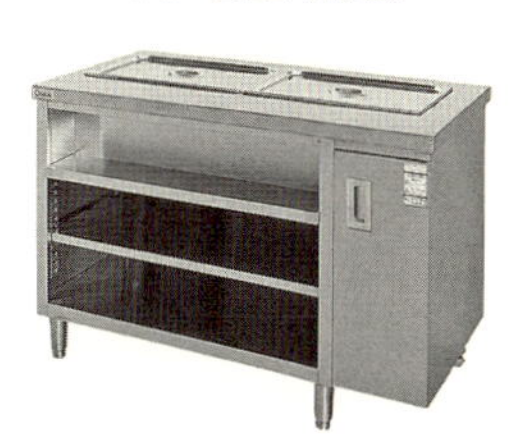

15．ウォーマーテーブル

ウォーマーテーブル（写真 15）

・温度管理された湯槽で調理済み食品を入れたホテルパンを湯煎して，盛付け直前まで保温するテーブル型の機器．

コールドテーブル（写真 16）

・調理作業台の台下が冷蔵・冷凍庫になっている．

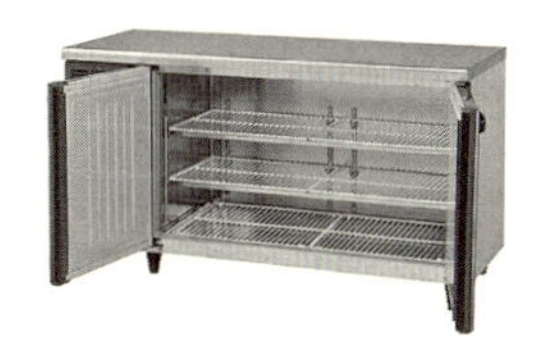

16．コールドテーブル

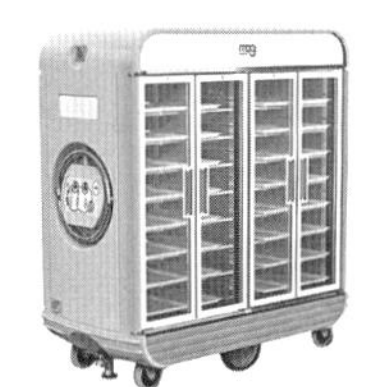

17. 冷温(蔵)配膳車

・調理作業に直接必要な食材を一時的に手元で保管できる.

冷温(蔵)配膳車（写真 17）

・温かいものは温かいまま，冷たいものは冷たいままを維持するために一つの配膳車の中に保温機能と保冷機能を併せもった配膳車.

・温冷配膳車ともいう.

食器ディスペンサー（写真 18），**トレイディスペンサー**（写真 19）

・グラスや食器，トレイなどが取出した分だけスプリングなどで押し上げられて，常に取出しやすい位置に保つ装置.

・カフェテリアラインでは，差替え補充が楽に行えるようにキャスターが付いていることが多い.

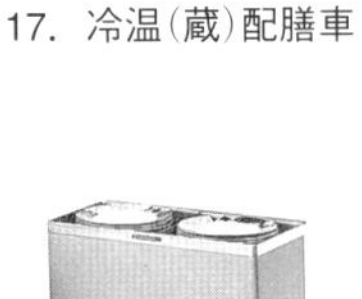

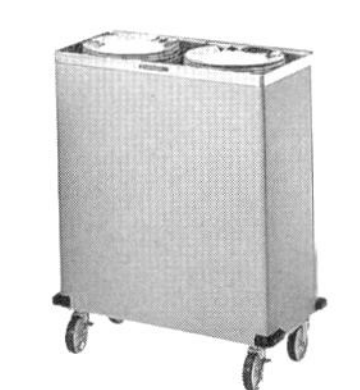

18. 食器ディスペンサー

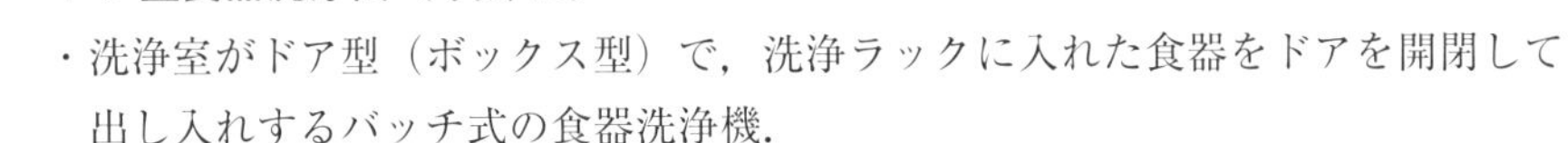

iv）おもな洗浄・消毒機器

ドア型食器洗浄機（写真 20）

・洗浄室がドア型（ボックス型）で，洗浄ラックに入れた食器をドアを開閉して出し入れするバッチ式の食器洗浄機.

・洗浄機の中では，洗浄とすすぎの工程が決められた時間で進む.

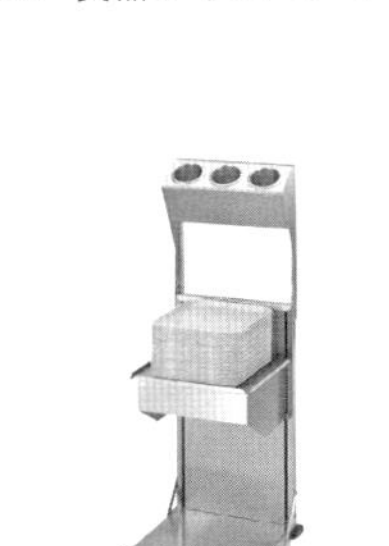

19. トレイディスペンサー

連続食器洗浄機（写真 21）

・コンベアで食器を流して，入口から出口まで移動する間にすべての洗浄工程を終了する食器洗浄機.

・食器は前洗浄，主洗浄，すすぎ洗浄の各工程を進んだ後，新鮮な高温水による仕上げすすぎ工程を経る.

・コンベア式の形状によって食器の流し方が異なり，適する食器が異なる.

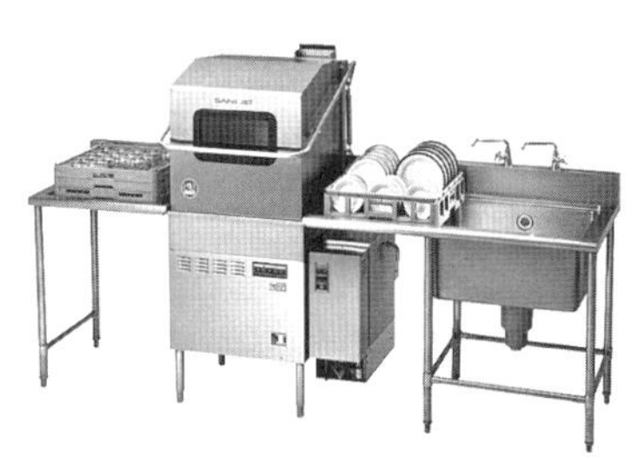

20. ドア型食器洗浄機

食器消毒保管庫（写真 22）

・洗浄後の食器を乾燥・消毒し，そのまま保管しておく機器.

・熱風による乾熱式が主流であり，温度調節器とタイマーにより設定した温度で一定時間加熱した後，自動的に終了する.

包丁・まな板殺菌庫（写真 23）

・洗浄後の包丁やまな板およびその他の道具類を殺菌する機器.

・殺菌力の強い 260 nm 付近の波長の紫外線ランプの照射によって殺菌する．乾燥機能付きのものもある.

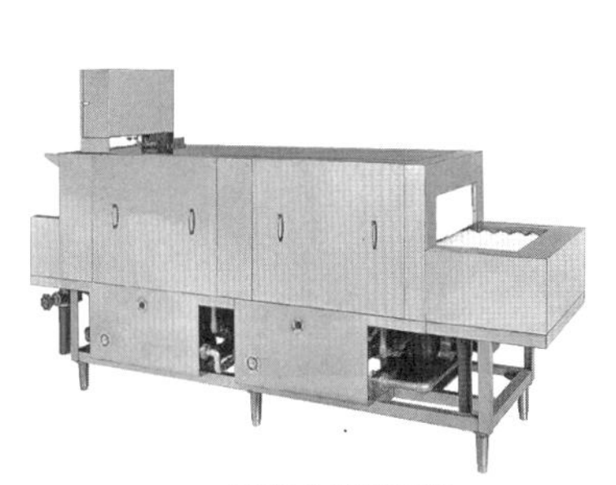

21. 連続食器洗浄機

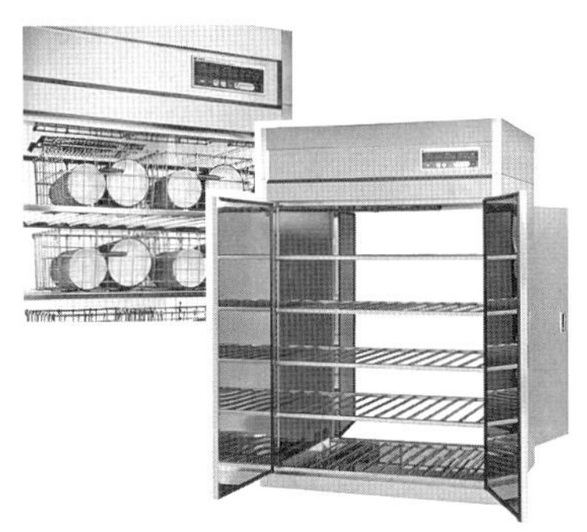

22. 食器消毒保管庫

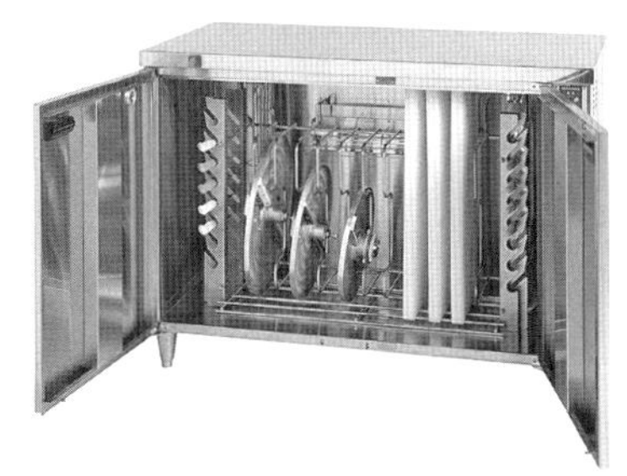

23. 包丁・まな板殺菌庫

器具消毒保管庫

・洗浄後の調理器具を乾燥・消毒し，そのまま保管しておく機器.
・熱風を用いて乾燥・消毒するもの，紫外線照射により消毒するものがある.

7・3・4 給排水設備

a. 給水設備・給湯設備 給水設備は，飲用，調理用，洗浄用，清掃用などに水を供給し，それぞれの使用水量，必要水圧，使用時間，季節変動，水質*に適した給水システムを設置する．使用量がピークに達したときにも十分に確保できるよう必要給水量を計算する．表7・6に厨房で使用される水量を示す．また，停電・断水などの非常時対策として，貯水タンクなどを検討する.

必要水圧
- 一般水栓：0.03 MPa
- その他の調理機器，給湯器：0.05～0.07 MPa

* 水道法第4条によって水質基準が定められている.

表 7・6 建物種類別厨房用水量[a)]

建物種類	1食当たりの給水，給湯量の合計（平均値）
喫茶店	9.0 L/客1人
一般飲食店	20.0 L/客1人
学校（各校）	10.0 L[†1]
学校（共同）	10.0 L[†2]
工場給食センター	8.0 L[†1]

†1 給水，給湯量の合計で，厨房関係で使う一切のものを含む.
†2 床洗，車洗，散水，厚生施設なども含む．ただし食事は1回とする.
a)「厨房設備工学入門」編集委員会 編，“厨房設備工学入門”，日本厨房工業会(2001)より改変.

給湯設備で必要なことは，用途別に適切な温度の湯を適切な水量と水圧で供給することである．給湯方法は，1カ所で大量の湯を沸かし，配管により各湯栓に送る“中央式給湯法”（病院などの大規模施設で利用）と，必要箇所で貯湯式ボイラーや瞬間湯沸かし器などにより給湯する“局所式給湯法”に大別される．給湯では，用途別の適切な湯温と給湯量がポイントとなる.

給湯の適切な温度
- 手洗い：40 °C
- 調理一般：45～50 °C
- 食器洗浄機：60～95 °C
- 食器消毒：90～100 °C

b. 排水設備 排水設備には，排水を流す目的で機器・器具に設けられた管（排水管）や床に設けられた溝（排水溝）がある.

排水管を直結する機器・器具には，害虫や臭いの侵入を防ぐために**トラップ**を設けなければならない．図7・4におもな水封式トラップの種類を示す．また，

排水の種類
- 汚水：大便器・小便器などから排出される排水.
- 雑排水：厨房機器，掃除流し，洗面器，浴槽などから排出される排水.
- 雨水：敷地内に降水した雨水のほか，地下の湧水も含まれる.
- 特殊排水：研究所，病院，工場などから排出される排水．下水道法，水質汚濁防止法などの基準に従って除害施設を設ける.

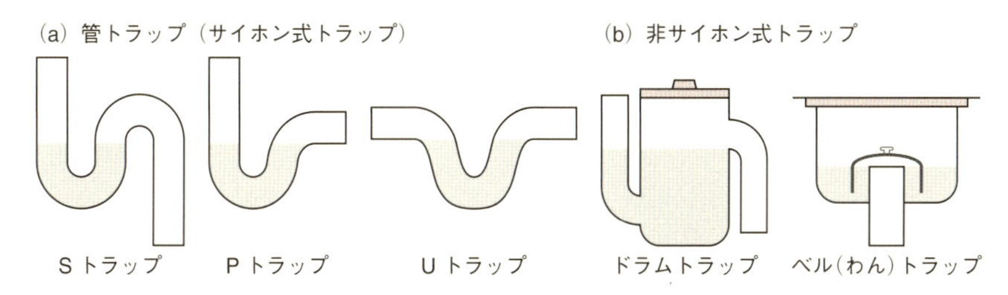

図 7・4 水封式トラップの種類 ［空気調和・衛生工学会編，“空気調和・衛生工学便覧 4 給排水衛生設備設計篇”，空気調和・衛生工学会（2001）より改変］

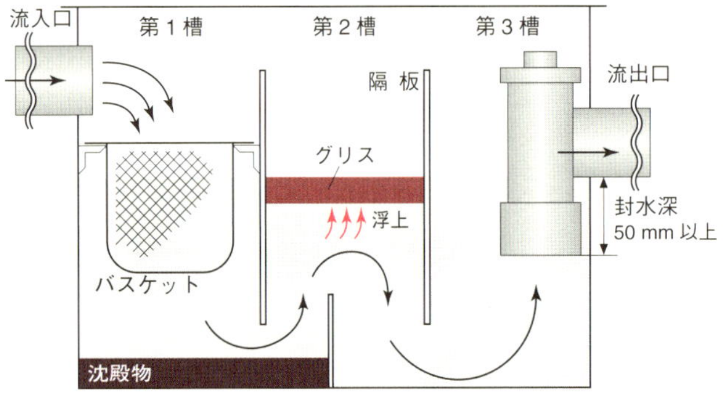

流入口
第１槽
第２槽
第３槽
隔 板
流出口
グリス
浮上
封水深
50 mm 以上
バスケット
沈殿物

図 7・5　グリストラップ（3 槽式）の構造

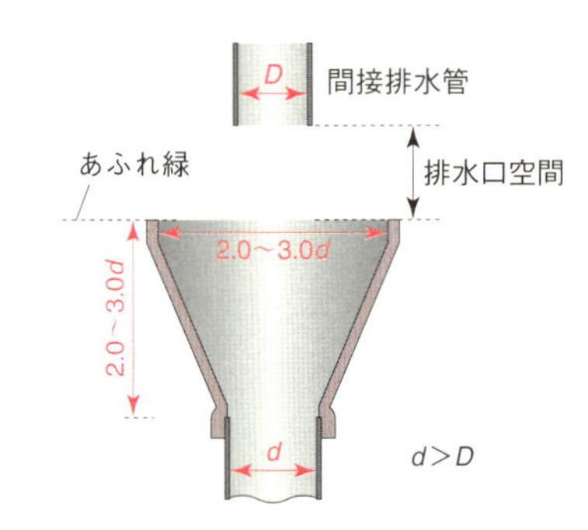

図 7・6　間接排水管と水受け容器の例（HASS206-2000）［空気調和・衛生工学会 編，“空気調和・衛生工学便覧 4 給排水衛生設備設計篇”，空気調和・衛生工学会（2001）より］

調理室内の排水溝には，洗剤，油脂類，残飯類が混入するため，悪臭や害虫，排水づまりや逆流が起こらないよう，十分な勾配を設け（2〜4/100 程度*），排水枡まで水が円滑に流れるようにする．

* 2〜4/100 の勾配とは，100 m 先で 2〜4 m の高さの勾配のこと．

調理室外への排水は，生ゴミや油脂（グリス）の流出を防ぐためグリストラップ（グリス阻集器）を設置する（図 7・5）．グリストラップは，調理室からの排水に含まれている油脂や残飯を阻止し，分離・収集するための設備で，排水管中に油脂分が流出して管が閉塞することを防ぐ．

飲食物を貯蔵または取扱う機器などで排水口をもつもの（冷蔵冷凍庫，製氷機，洗米機，食器洗浄機など）は，一般排水系統からの逆流や下水ガス，衛生害虫の侵入防止のために，一度大気中に解放して所定の排水空間を設けた**間接排水**とする（図 7・6）．

間接排水

7・3・5　換気・空調設備

調理室の温熱環境は，温度，湿度，室内気流速，ふく射熱が大きく影響する．ふく射熱は，調理機器や照明，調理従事者が発する熱であり，機器選定の際に低ふく射機器を検討することで防ぐことができる．

室内気流速：“建築物における衛生的環境の確保に関する法律”（厚生労働省）の“建築物環境衛生管理基準”では，興行場（催し物などを開催し観客を集める場），百貨店，店舗，事務所，学校，共同住宅等に相当する規模を有する建築物において，0.5 m/s 以下となっている．

換気は，室内で発生する負荷（機器からの発熱，水蒸気，油煙，二酸化炭素，臭気など）の除去やガスを燃焼する際に必要な空気の供給といった室内空気の向上，室内温度の上昇を抑制するだけでなく，酸欠防止といった調理従事者の健康へ果たす役割も大きい．

空気調和設備

空気調和（空調）設備は，“温度，湿度，空気浄化，流量の調節”の四つの機能を備えた設備である（建築物衛生法）．調理室内温度を上昇させる要因として，“ふく射熱”，夏場など外気温が高い場合は窓や壁から調理室内に侵入する“外気からの熱”に加えて，調理室内の圧力を室外より高めにして室外菌の室内への侵入を防ぐための“吸気（外気）”や“調理室内で生じる熱”があげられる．これらの熱量を考慮して空調設備を選定・設置する．しかし，外気温が高く，想定以上の換気により，空調設備の冷房能力を超える熱が調理室内に発生した場合，調理室内は外気温度の影響を受けることになる．調理室の熱負荷には，“調理機器による発熱負荷”，“照明や人体からの発熱負荷”，“外気負荷”，“外壁負荷”があり，このうち外気負荷が大きい．そのため，換気量（給気と排気）を適切にコントロールすることが重要である．

大量調理施設衛生管理マニュアルでは，高温多湿を避け，湿度 80% 以下，温度 25 °C 以下に保つことが望ましいとされている．食品は，室内環境によって，① 食味の変質，② 腐敗，③ 菌の増殖などの品質変化を生じるため，温度や湿度に加えて，室内で発生するふく射熱や室内気流速をコントロールする必要がある．なお，換気・空調による風が，人や食材に直接当たらないように配置する．

7・3・6 照明設備

照明設備により，事故を未然に防ぐために作業内容や作業場所に適した照度を確保する必要がある．調理作業場の推奨照度については，JIS 規格で表 7・7 のように示されている．しかしドイツでは 500 lx 以上（ZH1/37）*1 であり，安全面，衛生面（食品，労働），作業面（疲労度の軽減）より，近年では 400 lx 以上が推奨されている*2．調理室内の排気フード内の照明器具は，引火しないよう密閉・保護された防爆型とし，天井面の照明器具は衛生管理と防災上から，天井埋め込み型が好ましい．

*1 “ドイツ職業別同業者保険組合連合会”の厨房作業に対する安全と健全性の保証に関する緒規定より．

*2 最適厨房研究会による．

表 7・7 推奨照度（JIS Z9110）

用　途	活動場所	推奨照度〔lx〕	照度範囲〔lx〕
事務所	調理室	500	300～750
	食　堂	300	200～500
	喫茶室	200	150～300
学　校	厨　房	500	300～750
	食堂，給食室	300	200～500
	教　室	300	200～500
保健医療施設	配膳室，食堂	300	200～500
商業施設	サンプルケース	750	500～1000
	調理室，厨房	500	300～750
宿泊施設	宴会場	200	150～300
	食　堂	300	200～500
	調理室，厨房	500	300～750
住　宅	食　卓	300	200～500
	調理台	300	200～500
	流し台	300	200～500
	居間（団らん）	200	150～300
	勉強部屋	750	500～1000

7・4　食　器

給食施設で使用される食器は，材質により取扱いが異なる（表7・8）．食器は料理の出来栄えや，食事のイメージに大きく影響するため，食器の色や柄，材質，大きさ，耐久性，作業のしやすさなどについて十分に検討する．食器のなかには，適温サービス用の“保温食器”や“保温トレイ”，障がいのある人の食事用の自助具*などもある．給食施設の種類や目的に応じて，種類，大きさ，材質を選択する．

＊ 自助具については§9・2（p.131）参照．

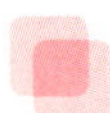

7・5　食事環境の設計と設備

7・5・1　食事環境整備の意義と目的

人はおいしい物を食べたとき，味覚だけでなく視覚や嗅覚などの五感すべてを使っておいしさを感じる．そのため，食堂の適切な照明，換気，食卓の配置など

表 7・8　おもに給食で使用されている食器の材質と特性

	陶磁器	金　属	熱硬化性樹脂[†1]	熱可塑性樹脂[†2]			
材　質	強化磁器	アルマイト[†3]	メラミン樹脂（MF）	ポリプロピレン（PP）	ポリカーボネート（PC）	ABS樹脂	アクリル樹脂
耐熱温度〔℃〕	700	調理加熱温度には耐熱性あり	120	120	130	80～100	70～90
電子レンジの使用	可	不可	不可	可	可	不可[†4]	不可
比　重	2.8	2.7	1.5	0.8（水に浮く）	1.2	1.1	1.2
酸性・アルカリ性[†5]	○	×	△[†6]	○[†7]	△[†7]	○	○
食器1個当たりの重量	重い	軽い	やや重い	軽い	軽い	やや重い	軽い
熱伝導度	高い	きわめて高く，冷めやすい．	やや高い	きわめて低く，保温性もよい．	きわめて低い	やや低い	やや低い
耐衝撃性	破損しやすい	変形しやすい．	変形しないが，やや破損しやすい．	適度の弾力があり変形せず，破損しにくい．		破損しにくい．	
おもな用途	食器全般	食器，食缶	食器全般，容器	食器全般，容器，食器カバー（蓋）	容器，トレイ，カップ	トレイ，汁椀，箸	コップ，サラダボール
その他	メーカーによって高強度．リサイクルが可能．		絵付けが容易．紅生姜，ソースなど着色汚染がある．	トマトケチャップ，カレーなどの着色汚染がある．	生姜，柑橘類の皮などの着色汚染がある．		透明度が高い．

†1　熱を加えると硬化し，硬化すると再び熱を加えても軟らかくならない．
†2　熱を加えると軟化し，冷やすと硬化する．硬化後に熱を加えると再び軟化する．
†3　アルミニウムの表面を酸化させて腐食しにくくしたもの．
†4　超耐熱ABSやABS樹脂の表面塗装は1～2分の温めは可．ただし過熱による変形などの危険性あり．
†5　○は耐性，×は非耐性，△は弱耐性を示す．
†6　漂白剤は酸素系を使用し，塩素系は用いない．
†7　アルカリ性の強い洗浄剤を用いない．

表 7・9 調理室における各種設備の保守管理[a]

設備名	周期† 日	週	月	年	作業内容
作業安全と装置の点検	○				機器，用具などを常に整備，整頓し，作業通路と災害時の避難通路を確保しておく．
			○		人の近接による傷害の恐れ，機器の操作ミスによる災害などの恐れがある箇所に安全作業などの方法を掲示し，また付帯する安全装置などを定期的に点検，整備する．
				②	人災・火災時の応急措置手順を定め，作業員全員に定期的に伝達する．
厨房機器など	○				使用前に機器，用具の正常を確認する．
	○				使用食品の量と品質の適正を確認する．
電気機器			○		移動機器のコード，プラグ，照明器具などを点検，整備する．
				○	分電盤および機器の開閉器，絶縁抵抗，接地線を点検，整備する．
給水(湯)設備		○			給水栓，給湯栓を点検，整備する．
			○		給水圧を点検，保持する．
				○	専用水道を清掃，検査する．
				○	瞬間湯沸器と温水ボイラ，シスターンなどを点検，整備する．
				○	貯水槽を清掃する．
排水設備		○			機器の排水管から排水溝などまでの管接続部を点検，詰まり物を除去して整備する．
			○		排水溝，埋め込み管，グリストラップとそれらの開口蓋を点検し，清掃，整備する．
ガス設備			○		機器への接続管，ガス圧，機器の機能（特に自動安全装置）を点検，整備する．
		○			移動機器の使用時の位置と壁面などとの距離，または防熱板を点検し，正常にする．
				②	配管，ガス栓（末端閉止弁），ガス・CO 警報器などを点検，整備する．
蒸気設備	○				蒸気漏れ箇所はそのつど補修する．
			○		給気弁，減圧弁，圧力弁，安全弁，蒸気トラップ，ストレーナなどを点検，整備する．
空調・換気設備	○				空調設備（エアコン）を清掃，点検する．
				○	排煙窓，排煙用手動開放装置を総合点検する．
消火設備				③	消火器・消火栓，簡易粉末消火設備，ファン停止スイッチなどを点検，整備する．
				③	自動火災報知器，誘導灯・誘導標識，避難器具・救助袋，ダクト消火設備を点検，整備する．
危険物	○				LP ガスのボンベなどの置き場とガス残量，その他の燃焼置き場を点検，整備する．
	○				食用油その他の危険物保管場所を点検，整備する（揚げかすは蓋付き缶に入れる）．

† ②は2回/年，③は3回/年を示す．
a) 厨房工学監修委員会，"厨房設備工学入門"，日本厨房工業会（2012）より改変．

は食事の質の向上につながり，食堂の環境整備が重要である．また，食堂は喫食するだけの場所でなく，リラクゼーションやコミュニケーションの場，食事や各種媒体（ポスター，卓上メモなど）をとおした栄養教育の場としての要素を併せもつ．よって，喫食者の満足度を高めて喫食率を向上させるためにも，快適な食事環境は重要である．

7・5・2　食堂の設計

a. 立地条件　庭に面していたり，大きな窓を設けるなど採光のよい場所で，利用者が出入りしやすいように階段やエレベーターに近い場所にするなど利用者の特性を考慮し，便宜を図る．

b. スペース　食堂は，1 m^2/人以上の面積が必要である（労働安全衛生規則）．また食数や回転数とともに，食事をする姿勢，食卓の形状と配列，配膳サービス形式*1，支払システム*2 などの要素に合わせて設計する．

c. 環境整備　食堂は，採光，照明，換気，室温が調整できるようにする．また，BGM を流したり観葉植物を置く*3 など心地よい環境を整えたり，行事食の際の飾り付けなどを適切に行う．また，調理室（洗浄室を含む）と食堂の間には仕切りを設け，双方の衛生面を考慮する．

*1 配膳サービスについては§5･6･1（p.68）参照.

*2 支払いシステムについてはコラム（p.59）参照.

*3 植物の設置に当たっては，人工植物にして土を用いないことや，虫の混入原因とならないような配慮が必要である.

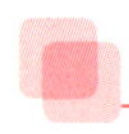

7・6　施設・設備の保守・保全

保　守

保　全

給食施設で，常に安全な作業と衛生的な環境を維持するには，機器や設備の**保守**（日常的に点検を行うことによって機器や設備を正常な状態に保つこと）および**保全**（機器や設備の劣化によって発生する故障，停止，性能低下の原因を取除き，修復すること）が重要である．

表 7・9 に調理室における各種設備の保守管理について示す．施設・設備の使用マニュアル，メンテナンスについての管理マニュアル，日常点検や定期点検マニュアルを作成し，実施後にはその結果を記録する．また，主要材質の特性と手入れ方法について表 7・10 に示す．なお，異常（緊急）時のための対応マニュアルなども必要である．

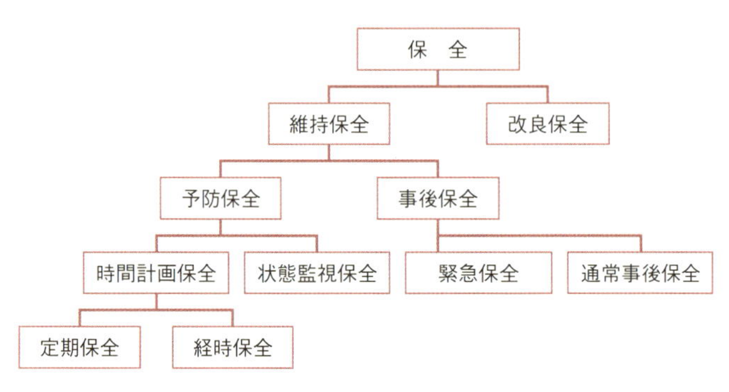

図 7・7　保全の種類

表 7・10 調理機器の主要材質の特性と手入れ方法

材質・種類		用途	特性	手入れ方法
ステンレススチール	SUS304(ニッケル-クロム系) 成分:クロム(18〜20%),ニッケル(8〜11%)	食器,調理器具,調理台など	クロムよりいっそう優れた耐蝕性,耐熱性,低温強度をもち,機械的性質がよい. 加工硬化性大. 磁性なし. 最も一般的に使用されている. 塩素に弱い.	汚れは,中性洗剤や粒子の細かいクレンザーで落とし,乾いた布でよく拭く. 表面の被膜を傷つけないようにする. 鉄合成成分で酸化を防止しているので手入れを十分に行う(サビを生じるような物質を長時間接触させない).
	SUS316(モリブデン系) 成分:クロム(16〜18%),ニッケル(10〜14%),モリブデン(2〜3%)	調理室内の特殊機器など	モリブデンにより海上の大気,さまざまな化学的腐食剤に対し優れた耐蝕性をもつ. 加工硬化性大. 磁性なし. 塩素に弱い.	
	SUS430(クロム系) 成分:クロム(16〜18%)	食器,調理器具,調理台など	耐蝕性,耐熱性に優れ,ニッケル-クロム系に比べ安価なため多く利用されている. 磁性あり. 塩素に弱い.	
アルミニウム		煮物鍋,蓋,回転鍋,調理器具など	酸,アルカリ,塩分に弱い. 腐食防止のためアルマイト加工をする. 強度が低く,変形しやすい. 軽い.	調味料や材料を長時間入れておかない. 中性洗剤を用いて,傷つきにくいもの(スポンジなど)を使用して洗浄する.
鉄鋼類 鉄を主成分とする材料の総称		ガスレンジ本体,焼き物器,オーブンなどの骨組みや脚部	ステンレスと比べて安価. 赤サビが出て腐食されやすい(サビ止め用の塗装,メッキ仕上げを施してある).	汚れは洗剤で落とし乾燥させる. サビは落とし,油性または合成樹脂系塗料を塗る.
鋳 鉄 鉄鋼類の一つ. 成分:炭素2〜7%,ケイ素1〜3%のほか,マグネシウム,クロムなどを含むものもある.		五徳,ガスバーナー,回転釜など	サビが出やすい. もろい.	汚れを落とし,油分の補給をしておく. 濡れたままにしない. 五徳は水洗いしない. バーナー類はこまめに手入れをする.

保全には,使用方法や性能,機能を維持するために,清掃,点検,診断,保守,修繕,更新などを行う“維持保全”と,使用方法や機能,設置など追加要求に応じて性能向上を図るために改修や模様替えなどを行う“改良保全”がある(図7・7).維持保全は,“予防保全”,“事後保全”に分かれており,予防保全は,設備を正常で良好な状態に維持するために,耐用年数などに合わせて計画的に運用し,計画的な点検,整備,清掃などにより,設備の異常発生を事前に防止することである.故障などによって機能や性能が低下または停止した後に行うのが事後保全である.

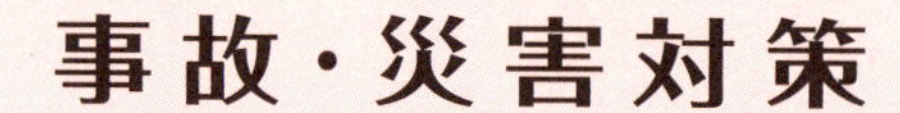

8 事故・災害対策

1. 事故には厨房内での傷病のほか，異物混入や食中毒がある．
2. 事故や災害の発生時には速やかに行政（市町村・保健所）に状況報告を行う．
3. 災害対策として必要なのは，ライフライン（上下水道，熱源，電気，通信）の途絶に備えた代替手段の確保，備蓄，人員計画を含むマニュアル作成，炊き出しや備蓄食の配布などの給食提供に関わる訓練である．

8・1 事故，災害とは何か

8・1・1 事　故

事　故

給食施設における事故は，調理員に被害が及ぶものと喫食者に被害が及ぶものに分けられる．調理員に被害が及ぶ事故には，転倒，熱傷，切傷，一酸化炭素中毒，熱中症などがある．転倒防止にはコックシューズの着用，水や油をこぼさない，段差をなくす，つまずきやすい物を置かないなどの注意が必要である．厨房では大型の電気機器や燃焼器具が作動しているため，換気や高温に注意し，快適な作業環境を保つ．喫食者に被害が及ぶおもな事故には，異物混入と食中毒がある*．

*　異物混入や食中毒については6章（p.74）参照．

インシデント
アクシデント

a. インシデントとアクシデント　**インシデント**とは出来事の意味で，事故に至る前に気付いたヒヤリ・ハット事例をさす．**アクシデント**とは事故の意味で，けが，食中毒，異物混入，賞味期限切れ食品の提供など，実際に起こってしまった事例をさす．アクシデントを防ぐためには，インシデント管理が重要であり，事故には至らなかったヒヤリ・ハット事例について，インシデントレポート（図8・1）を作成し，分析する．

インシデントレポート
アクシデントレポート

b. インシデント/アクシデントレポート　反省文ではなく，事実を客観的に記載する．できるかぎり，自由記述の箇所を減らし，選択式にすることで，記入者の負担を軽減できるとともに，インシデントが起こりやすい傾向を分析するための集計がしやすくなる．事故が起こってしまったら，アクシデントレポート（事故報告書，図8・1）を作成し，職場内で共有して再発防止に努める．記入者にとっては，書くことにより，出来事や事故の振返りになり，読む側は他者の経験から学ぶことができる．記入者にとっては書きやすく，読む側にとっては必要な情報を瞬時に読取りやすい書式を用意する必要がある．

8・1・2 災　害

a. 種類と特徴　災害には，地震，風水害，噴火のような**自然災害**，テロ

レポートの種類	1. インシデント 2. アクシデント
報告日時	年 月 日 時
報告者(発見者)氏名	
報告者(発見者)職種	1. 看護師 2. 栄養士・管理栄養士 3. 調理員 4. その他（ ）
発生日時	年 月 日 時 分
発生場所	1. 病棟 2. 調理室 3. その他（ ）
内 容	1. 誤指示 2. 誤配膳 3. 未 配 4. 遅配膳 5. 異物混入 6. 窒息・誤嚥 7. 食中毒 8. その他（ ）
具体的な内容	いつ（when），どこで（where），誰が（who），何を（what）， どうして（why），どのように（how）したのか
患者氏名	
患者の性別	男性（ ）名，女性（ ）名
患者の年齢	
患者の状態(自由記述)	
対処(自由記述)	
予防策(自由記述)	

図 8・1 給食に関するインシデント/アクシデントレポート

のような**人為災害**，原発事故のような**特殊災害**（自然災害と人的災害の複合）がある．自然災害の多いわが国では特に，甚大な被害をもたらす大地震と，頻発する水害に備える必要がある．また，災害とは異なるものの，感染症の大流行も給食の継続を脅かす．2014 年に国が発表した“新型インフルエンザ等対応中央省庁業務継続ガイドライン”では，全人口の 1/4 が感染し，最大で従業員の約 4 割が欠勤すると想定されており，社会・経済活動に支障をきたし，給食資材や調理員の確保が困難になることが危惧される．これらの災害などが給食に及ぼす影響を表 8・1 に示す．

b. 給食スタッフの確保 給食の調理，配膳・下膳，片付けには多くのマンパワーを要する．ライフライン*の停止により，調理や食器の洗浄にはより多くの時間と人手が必要となる．一方で，表 8・1 にあげたような理由で，災害時は給食スタッフの確保が困難となる．1 日の勤務時間が 8 時間であることを考えると，人は職場で過ごすよりも家庭にいる時間の方が長い．自宅にいるときに災害が起こった場合，出勤するべきかどうか，上司の判断を仰ごうにも，最近は個人情報保護のために，全員に連絡網が配布されておらず，電話も通じない状況が想定される．あらかじめ，表 8・2 のような災害時の職員配備体制がマニュアルに明記してあると，職員招集がスムーズになり，忙しい発災直後に連絡に費やす労力が軽減される．委託給食の場合，契約の際に災害時の勤務体制についても確認しておく．

* ライフラインについては§8・4・1（p.114）参照．

病院の場合，平常時には配膳車とエレベーターを使用し，病棟の看護師によっ

表 8・1　自然災害などが給食に及ぼす影響

	地　震	水　害	原子力災害	感染症の大流行
ガス・電気・水道	×	×	水道水の汚染．計画停電．	インフラ提供者の欠勤により影響あり．
食品・給食資材	道路の損壊により物流に支障は出るが，畑の作物などは利用可．東日本大震災のような広域災害の場合，食品の包装資材の工場が被災したため，生産が停止したこともあった．	畑の作物などは浸水して使えなくなる．浸水により厨房の衛生状態悪化．	作物や畜産物の汚染．	生産・物流・販売の人員不足により流通量は減少．
備蓄品・調理機材	建物の倒壊によって取出せない場合や損壊した場合を除き，利用可能．	浸水により利用不可．	避難区域になった場合，持出し不可．	○
給食スタッフ	負傷・死亡や交通の遮断により出勤困難．	負傷・死亡や交通の遮断により出勤困難．	遠隔地への避難により勤務継続困難．	自身の罹患のほか，保育所や学校閉鎖による子どもの世話，罹患した家族の看病，感染予防や不安による外出控え．

×：使用不可，○：使用可．

表 8・2　災害時の職員配備体制の例[a]

災害程度	配　備	対　応†
震度 4 以下	通常どおりの職員	調理室内，機器類を点検し，被害状況を把握． 被害が発生した場合，事務部門に報告する．
震度 5 弱	あらかじめ予定した職員	
震度 5 強		
震度 6 以上	出勤可能な全職員	

†　連絡が不可能な場合は，各人の判断により自主集合とする．
施設の栄養士が到着するまでの間は，先に出勤した職員が被害状況を確認する．

a）福島県田村市田村市常葉保育所のマニュアルより．

て行われる配膳や下膳も，停電時には人力で階段を使って運ばなければならない．医療需要の増大により，看護師の人手も救急医療の方に割かれることが予想される．災害時には事務職員などの手も借りるなど，院内の協力体制を構築しておく．ただし，誤配膳を避けるために，患者への手渡しは，看護師や管理栄養士が行うことが望ましい．

c. 通勤手段の確保　東日本大震災（2011 年）では，職員が無事で，道路が使用できるにもかかわらず，ガソリン不足により出勤に支障が出た．電気自動車やハイブリッド車を利用した職員通勤手段の確保，公用車による巡回送迎，医療機関の場合は地域給油所との優先給油協定などの対策も考えておく必要がある．

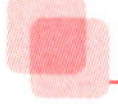

8・2　危機管理対応システム

8・2・1　災害時に給食施設はどうなるか

危機管理

地震のときには火災も発生する．火を使う厨房は発火場所となりやすい．自施設に発火や延焼がない場合も周囲の火災による熱風のために全入所者を避難させざるをえないこともある．入所者が乳幼児，傷病者，高齢者などの災害時要配慮者が利用する保育所，病院，高齢者施設の管理栄養士，栄養士は，避難時に非常食を持出すなど，避難先での食事についても考えておく必要がある．

施設の建物に損壊などがなく，ライフラインが使用できる場合，指定避難所になっていなくても，近隣住民や帰宅困難者が避難してくることもある．混乱を避けるために，入所者以外の被災者の受入れや，彼らに水や食事を提供するのかどうかも事前に施設内や自治体と話し合って，方針を決めておく．

8・2・2 行政への報告

災害が起こったら，施設・設備の被害状況，ライフラインの使用可否，給食の

【FAX送付様式】この様式のみ送付して下さい．

給食施設　→　（　　　　　　）

参考様式

報告様式

給食施設被災状況報告書

被災状況報告書提出先への参考様式として御活用ください

施設名		区　分	病院・福祉施設・その他（　　　）
記入者	職種（管理栄養士・栄養士・調理師・事務・その他）	氏　名	
報告月日・時刻	平成　　年　　月　　日（　）		午前・午後　　時　　分

食事環境	飲料水		□ 充足　□ 不足　□ 無	
	給食実施状況		非常時対応（　　　　）・休止・通常給食	
	1日の食事回数		□ 1回　□ 2回　□ 3回	
食材・備蓄食品	有　・　無		有の場合　　月　　日頃まで	
人　員	出勤可能者		施設側	受託側
	管理栄養士・栄養士（　　人中）		人	人
	調理師・調理員（　　人中）		人	人
通信手段	固定電話	可・否	可の場合　TEL	FAX
	携帯電話	可・否	可の場合　TEL	
	パソコン	可・否	可の場合　E-mail	
ライフライン	電　気	可・否	通常電源・自家発電・発電機（ポータブル）・その他（　　　）	
	ガ　ス	可・否	都市ガス・プロパン・ガスボンベ・カセットコンロ・その他（　　　）	
	水　道	可・否	直結水道・貯水槽・その他（　　　）	
施設被災状況	全壊・半壊（　　　）・一部損壊（　　　）・なし			
給食関係施設状況	全壊・半壊（　　　）・一部損壊（　　　）・なし			

	食　数		
	朝	昼	夕
平常時			
現　在			
	＊一般被災住民への対応 受入（有・無） 炊き出し状況（実施・実施予定・予定無）		

連　絡　事　項
例）物的支援要請・人的支援要請　等

図 8・2　給食施設被災状況報告書の例　［徳島県災害時栄養・食生活支援マニュアル（2015年3月）より］

継続について，所在地市町村の関係部署や施設を管轄する保健所に連絡する．しかしながら，電話の接続が悪く情報の伝達は困難となる．市町村や保健所の関係者が情報収集のために見回りに来た際には，速やかに被害状況報告書を提出できるように，あらかじめ書式を作成し，マニュアルに収載しておく．図8・2に例を示す．給食施設は災害時であっても自己完結が原則であるが，それが難しい場合は，行政からの支援が受けられるよう，ニーズを的確に伝える必要がある．

8・3 事故対応の手順

事故対応

給食スタッフが自らの不注意により事故を起こした場合も，業務上災害につき，使用者による適切な被害回復のための措置の実現に協力する．自招事故であっても本人への支援と適切な事後処理に努める．

給食に異物が混入していたら，喫食者に対し，迅速に原因・経緯を説明し，謝罪する．加工済み食品や個包装された製品に異物が混入していた場合は，納入業者の責任を正すとともに，給食提供者として責任をもって喫食者に対応する．骨や食器の破片で喫食者がけがをした場合や誤配膳が起こった場合は，速やかに治療につなぐとともに，迅速な事実の報告と謝罪，原因究明と再発防止措置を行う．

感染症や食中毒が疑われる事例が発生した場合の対応手順を図8・3に示す．

1. 発生状況の把握
  1）下痢・嘔吐・発熱，その他の症状について確認
  2）施設全体の状況の把握
    ① 日時別，棟・フロア・部屋別の発生状況（担当職員を含む）
    ② 受診状況，診断名，検査結果および治療内容の確認
    ③ 普段の有症者数との比較

↓

2. 感染拡大の防止
  1）職員への周知
  2）感染拡大防止策
    （手洗いの徹底，排泄物・嘔吐物の適切処理，消毒）

↓

3. 関係機関などへの連絡
  （施設管理者，利用者家族，保健所，市町村など主管部）

図8・3 感染症・食中毒が疑われる事例が発生した場合の対応手順［東京都福祉保健局，"社会福祉施設等におけるノロウイルス対応標準マニュアルダイジェスト版"より改変］

8・4 災害対策

ライフライン

8・4・1 ライフライン（表8・3）

a. 水　給食は大量の水を必要とする．給食に使用する水は，飲用水のほか，炊飯や汁物の調理に使う調理用水，洗浄用水に分けられる．飲用水は高い衛生度が求められるが，必要量は1人1日1Lと少ない*．調理用水は加熱して使用するが，食事に使える程度の衛生度が必要である．災害時に大量の洗浄用水を確保するのは難しいため，洗わずにそのまま使用できる食品や使い捨て食器などを備蓄しておく．5kgの洗米には20Lの水が必要となるため，備蓄や支援物資には無洗米が適している．

* 農林水産省，"緊急時に備えた家庭用食料品備蓄ガイド"より．

表 8・3 給食に欠かせないライフライン

	用 途	代替手段
水	飲用，調理用，手洗い，食材・食器の洗浄	給水車，水や使い捨て食器の備蓄
熱源（都市ガス，電気）	加熱調理	LP ガス（対応コンロ），カセットボンベ（カセットコンロ），炭（七輪）
電気（熱源以外の使用）	照明，換気，エレベーター，温冷配膳車，食器洗浄機，食器消毒保管庫	ランタン，屋外調理，人力，使い捨て食器
通 信	オーダリングシステム（パソコン），発注（電話，FAX）	紙による記録，対面での伝達
物 流	給食資材（食材，食器，調理器具，消耗品）の納入	備蓄，支援物資

1995 年の阪神・淡路大震災のとき，水道は復旧までに 2 カ月を要した．貯水槽や備蓄品の水を使い切った後は，給水車から水をもらうことになるため，水用ポリタンクの備蓄も必要となる．生活用水が不足するため，施設内のトイレの使用を制限したり，手洗いの代わりに，使い捨て手袋やアルコール消毒で対応したりする必要も出てくるため，こういった衛生用品の備蓄も必要である．上水道が復旧しないときの衛生管理を表 8・4 に示す．

断水すると，水を必要とする空調は冷房・暖房ともに使用できなくなる．東日本大震災のときは室内であっても寒く，防寒着を着こんでおにぎりを握った病院もあった．一方，夏場の厨房内は冷房していても 25〜30 °C になることを考えると，冷暖房の効かない厨房で作業する調理員の体調に注意する．

b. 熱 源 電気は水道や都市ガスに比べて復旧が早く，阪神・淡路大震災の際も 80％ の病院で当日中に復旧し，72 時間以内にすべての病院で復旧が完了している．現在はオール電化を導入している施設も多いが，不測の事態に備え，熱源は複数確保しておくことが望ましい．

災害時の大量調理に最も適した熱源は LP（プロパン）ガスである．短時間で大量調理を可能にする大火力が得られる，調達が容易，火力調節が簡単，持ち運び可能，重油や軽油のように長期保存しても変質せず，保存性が高いといった利点がある．

カセットコンロとカセットボンベは平常時にも使用でき，一般的で入手しやすいといったメリットがあるものの，大量調理には不向きである．複数のコンロを並べて使用すると火災の危険があり，調理台の上に，十分間隔を空けて設置するだけの平らな広いスペースを確保するのは難しい．停電で換気扇が使えない中，複数のコンロを一斉に燃焼させることによる一酸化炭素中毒の危険性もある．屋外で使用する場合，強風によって火が消えてしまうこともある．屋外での燃焼器具の使用時間は外気温に大きく左右され，気温が低ければ燃焼にかかる時間は長くなる．1 本のカセットボンベでどれくらいの調理ができるかを計算して備蓄本数を決める必要がある．

燃料の代替として，薪を用意しているところもあるが，保管スペースをとるこ

水がない場合の手洗い

①

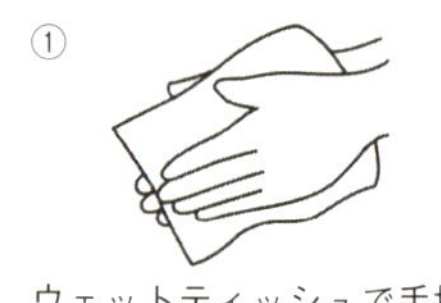

ウェットティッシュで手指を丁寧に拭く

②

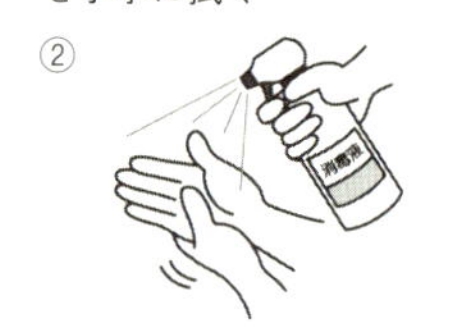

アルコール消毒液を手指にすりこむ

③

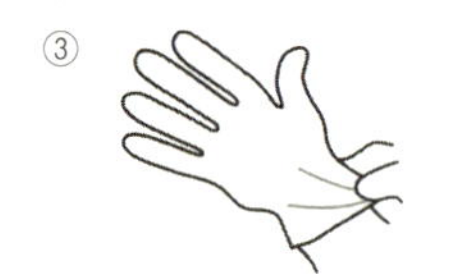

使い捨て手袋をつける

④

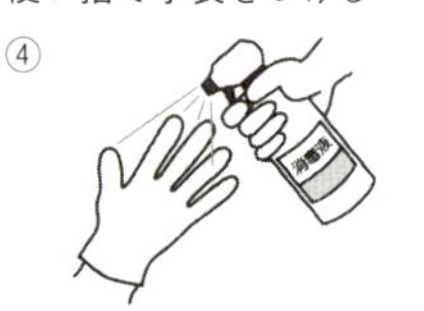

手袋が清潔だという保証はないので，アルコール消毒液を手袋全体にかける

［日本家政学会 編，“炊き出し衛生マニュアル”，日本家政学会（2014）より］

表 8・4　上水道が復旧しないときの衛生管理[a)]

	飲用以外の水がない場合	備蓄水や外部からの給水が使用可能な場合[†]
手指の衛生	汚れをウェットティッシュなどで拭き取り，アルコールで消毒（欄外図参照）	石鹸を使って流水で手洗いをし，アルコールで消毒
	作業の際は使い捨て手袋を使用	同　左
エプロン・帽子など	使い捨てのエプロン・帽子・マスクを着用	同　左
調理場の衛生	施設の安全を確認し，汚れをウェットティッシュなどで拭き取りアルコールで消毒 調理室以外で配膳などを行う場合も同様	同　左
食　器	使い捨てのものを使用	同　左
器　具	使い捨てのもので代用する	使用した器具は洗浄し適切な消毒を行う
提供する水	備蓄水など飲用に適するもの	同　左
提供する食事	備蓄食品を調理せず提供	簡便な調理で提供（施設の状況に合わせて）
食品・野菜の下処理	下処理の必要のないものを使用	水を使用して洗浄，下処理を行う
保育室の衛生	食事などを置く場所は，ウェットティッシュなどで汚れを取りアルコールで消毒	同　左
子ども・保育士の手指の衛生	汚れをウェットティッシュなどで拭き取り，アルコールで消毒	石鹸で手洗いをし，アルコールで消毒

†　給水方法と保管に注意して，通常と同じ衛生管理を基本とする．

a)　仙台市保育所連合会給食研究委員会，“非常災害時における保育所給食の対応マニュアル”より改変．

と，火力調節が難しいことがデメリットとしてあげられる．停電による消防設備の機能不全や消防車の出動に限界がある災害時においては火災の危険性もあるため，避けた方がよい．

c. 電　気　電気はライフラインのなかで最も復旧が早く，多くの施設では非常用電源装置（自家発電機）を備えていることから，災害時であっても電気は使用できると考えている人が多いかもしれない．しかしながら，せっかく非常用電源装置を備えていても，阪神・淡路大震災では 16.1％ の病院で途中停止した．原因の半数は燃料切れである．燃料となる A 重油や軽油は長期間保存すると劣化するなどの問題はあるものの，通電が再開されるまでの目安となる 72 時間分は備蓄しておくべきである．また，冷却水が必要な発電機の場合，断水によっても使用できなくなることを知っておく必要がある．

自家発電の供給先は限定される．コンセントの色が異なるので，厨房にはいくつあるか確認しておき，どの電気機器を優先的につないで使用するか考えておく．スチームコンベクションオーブンがあればたいていのものはつくれる．温冷配膳車は冷蔵・保温両方の保管庫としても使える．食器の衛生が保てなければ出せる料理の幅が狭まるほか，使い捨て食器の入手やゴミ処理など，新たな問題にもつながるため，食器消毒保管庫も重要である．

電気は熱源としてだけでなく，照明としても重要である．多くの厨房は地下にあり，窓がなく，外光が得られない．薄暗い中での調理は危険なうえ，色や形状の変化などを視覚で確認できないため，加熱が不十分になるなど，支障が出る．照明の備蓄も必須であり，その際は，ろうそくや懐中電灯よりも，自立して置いておけて，より明るいLEDのランタンが望ましい．

d. 通 信 東日本大震災のとき，固定電話は約半数の病院で不通となった．衛星電話などの通信手段がまったく確保できなかった病院は2割近くに達した．通信手段がないと食材の発注や外部への支援要請ができなくなる．通信事業会社と災害時の協定を結んでおくことも考えておく．

8・4・2 備 蓄

給食施設は何日分の備蓄が必要か？ 自助である家庭の備蓄についてのガイドラインは国が示しているものの，給食施設については，各施設の判断に任されているのが現状である．災害拠点病院の指定を受けるためには3日分以上の備蓄が必要とされている．日本栄養士会が2014年1月に発表した“保育所における災害時対応マニュアル―給食編”では，東日本大震災のとき，被災地に救援物資が届くまでに5日かかったことを受けて，5日分の備蓄を推奨している．しかし，2013年12月に内閣府が発表した最新の首都直下地震被害想定では，東日本大震災の15倍に相当する700万人超の被災者が出ることがシミュレーションされており，各家庭や企業などにおいて，可能な限り1週間分の備蓄を呼びかけている．

交通事情や増大する業務に対応するために帰宅できずに施設に宿泊する職員の食事も1日3食必要となる．これまで備蓄は入所者の分だけで，職員用の備蓄はないのが一般的であった．しかし，入所者を守るためには職員が健康を維持できるようにしっかり食べる必要がある．委託会社の職員の分は委託会社で用意してもらうように契約書に盛り込んでおく．さらに，2013年1月に発表された“東京都帰宅困難者対策ハンドブック”では，来社中の顧客や帰宅困難者にも食事を提供できるように，定員の1割増しの備蓄を呼びかけ，共助の推進を図っている．

8・4・3 マニュアル

表8・5は，新型インフルエンザが流行した2010年度に，危機管理対策が一般の病院よりも進んでいると考えられる全国の災害拠点病院の栄養・給食部門を対象に行った質問紙調査の結果である．新型インフルエンザに特化した項目（表中の†2）もあるが，そのほかは自然災害対策としても重要な項目である．給食施設は，これらの点について検討・準備し，対応策をマニュアルに明記して，給食関係者のみならず，施設内の他部門とも共有しておく必要がある．

8・4・4 訓 練

避難訓練はすべての施設で実施されているが，食の提供に関する訓練を行っている施設はまだ少ない．停電で照明やエレベーターが使用できない中，備蓄倉庫から必要なものを運び出すのに何人必要で何分要したかを訓練時に計測し，人員

表 8・5　災害拠点病院（392 施設）の栄養・給食部門における新型インフルエンザ対策への取組み状況[†1, a)]

	行っている	感染が拡大したら実施予定	行う予定はない
管理栄養士，栄養士，調理員（パートを含む）など給食スタッフの感染リスクを低減させるための取組み			
宿直（泊まり込み）の実施	7（ 1.8）	55（14.4）	319（83.7）
公共交通機関以外による通勤の推進	50（13.3）	78（20.7）	249（66.0）
職場における体温測定の実施[†2]	86（22.2）	164（42.3）	138（35.6）
症状を認めたスタッフがその旨を申し出やすい環境の整備[†2]	368（94.6）	19（ 4.9）	2（ 0.5）
症状があるときは休める体制の構築[†2]	350（90.0）	37（ 9.5）	2（ 0.5）
人員計画			
欠勤の可能性の大きい給食スタッフ（年少の子どもや要介護家族がいるなど）の把握	212（54.9）	120（31.1）	54（14.0）
突然の欠員が出た場合の要員確保の準備	138（35.8）	174（45.2）	73（19.0）
給食スタッフが不足した場合の食事提供方法や献立内容の変更準備	93（24.1）	239（61.9）	54（14.0）
欠かせない重要業務に対応できる人員を複数人確保しておくための教育（クロストレーニング）	110（28.8）	140（36.6）	132（34.6）
蔓延期においても給食を継続するための取組み			
取引先に問題が生じた場合の代替業者の選定	137（35.7）	169（44.0）	78（20.3）
調達困難となることが予想される食品の備蓄	96（24.9）	188（48.7）	102（26.4）
備蓄食品を使用した献立の検討	194（50.3）	140（36.3）	52（13.5）
輸入食品の不足・価格高騰を想定した献立の検討	45（11.7）	209（54.1）	132（34.2）
ごみ収集が滞った場合の残飯処理方法の検討	42（11.0）	203（53.3）	136（35.7）
病院に拘束された病院スタッフへの食事提供の準備	49（12.9）	171（44.9）	161（42.3）
新型インフルエンザ患者に対する給食			
栄養状態やニーズのアセスメント方法の検討[†2]	95（24.7）	139（36.1）	151（39.2）
食事形態の検討[†2]	116（30.1）	122（31.7）	147（38.2）
栄養給与基準の検討[†2]	83（21.2）	98（25.6）	202（52.7）

†1　項目により有効回答数は異なる．数値は施設数，（ ）内は％を示す．
†2　新型インフルエンザに特化した項目．
a）須藤紀子，澤口眞規子，吉池信男，栄養学雑誌，**68**(5)，331（2010）より一部改変．

計画を立てておく．災害発生後の 1 食目は何をどれだけ提供すればよいのか，職員に周知しておき，担当者が出勤できないときは他の者でも鍵を開けて配布できるように訓練しておく．2015 年夏の関東・東北豪雨では厨房が浸水して使用できなくなった施設があった．こういった事態に備えて，屋外での炊き出しの訓練もしておく．テントの組立てや設営場所の選定は難しい．強風のためにガスコンロに火がつかない，寒いなど，屋外ならではの問題も発生する．実際にやってみることで必要な備えがみえてくる．屋外調理における衛生管理については，“炊き出し衛生マニュアル”（日本家政学会編）が参考になる（図 8・4）．

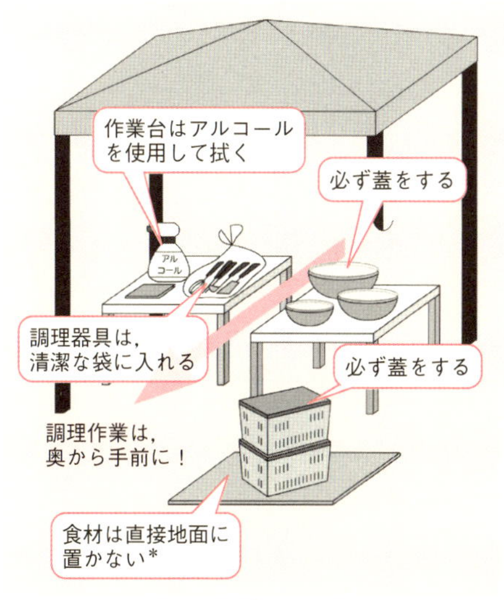

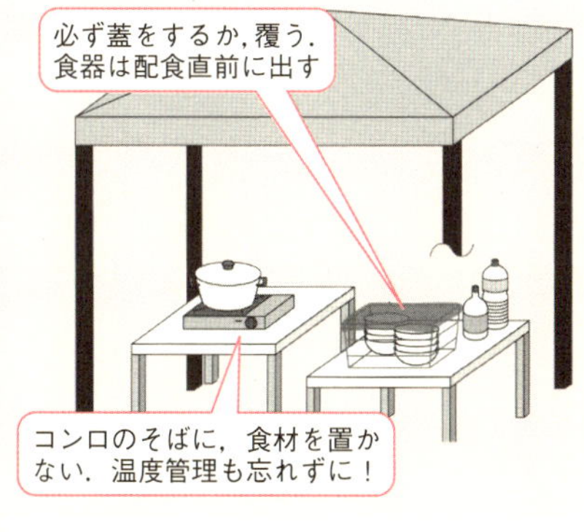

図 8・4　屋外で調理する場合の注意点
［日本家政学会 編，“炊き出し衛生マニュアル”，日本家政学会（2014）より］

＊　床から 10 cm 以上の場所での保管が望ましいが，場所が確保できない場合は，床や地面に段ボールなどを敷き，その上に置く．

賞味期限が近付いた備蓄食は，避難訓練の際に配布して持ち帰らせたり，普段の給食で消費していくのが一般的であるが，災害時に提供する予定の食事 1 食分を喫食者に食べさせてみる訓練も必要である．空調や照明がなく，手洗いもできない中で，慣れない使い捨て食器を使って，衛生的に喫食できるかどうか，用意している飲料水の量は十分か，味や食形態は喫食者に合っているかどうかを確認する．ストレスや，暑さ・寒さ，けがや不衛生な環境におかれる災害時は，平常時にも増して，しっかり食事を摂る必要がある．食欲がわかない，食べづらい，おいしくないなどの理由で食事量が減らないようにする．非常事態だからといって我慢を強いるのではなく，災害時だからこそ，心の癒しになるような食事の提供を心がける．

8・4・5　災害時の献立

厚生労働省は東日本大震災から約 1 カ月後の 2011 年 4 月 21 日に “避難所にお

表 8・6　避難所における栄養の参照量（1 歳以上，1 人 1 日当たり）

エネルギー・栄養素	(1) 避難所における食事提供の計画・評価のために当面の目標とする栄養の参照量（震災後 1〜3 カ月）[a]	(2) 避難所における食事提供の評価・計画のための栄養の参照量（震災後 3 カ月〜）[b]
	摂ってほしい量	必要量
エネルギー	2000 kcal	1800〜2200 kcal
たんぱく質	55 g	55 g 以上
ビタミン B_1	1.1 mg	0.9 mg 以上
ビタミン B_2	1.2 mg	1.0 mg 以上
ビタミン C	100 mg	80 mg 以上

a) 厚生労働省，『避難所における食事提供の計画・評価のために当面の目標とする栄養の参照量について』（2011 年 4 月 21 日）より．
b) 厚生労働省，『避難所における食事提供に係る適切な栄養管理の実施について』（2011 年 6 月 14 日）より．

表 8・7　避難所における食事提供の計画・評価のために当面の目標とする栄養の参照量[†1,a)]

食品群	パターン1（加熱調理が困難な場合）		パターン2（加熱調理が可能な場合）	
	1日当たりの回数[†2]	食品例と1回当たりの量の目安	1日当たりの回数[†2]	食品例と1回当たりの量の目安
穀類	3回	•ロールパン2個 •コンビニおにぎり2個 •強化米入りご飯1杯	3回	•ロールパン2個 •コンビニおにぎり2個 •強化米入りご飯1杯
いも 野菜類	3回	•さつまいも煮レトルト3枚 •干しいも2枚 •野菜ジュース（200 mL）1缶 •トマト1個ときゅうり1本	3回	•下記のうち1品 肉入り野菜たっぷり汁物1杯，肉入り野菜煮物（ひじきや切干大根等乾物利用も可）1皿，レトルトカレー1パック，レトルトシチュー1パック，牛丼1パック •野菜煮物1パック（100 g） •生野菜（トマト1個など）
魚介 肉 卵 豆類	3回	•魚の缶詰1/2缶 •魚肉ソーセージ1本 •ハム2枚 — •豆缶詰1/2缶 •レトルトパック1/2パック •納豆1パック	3回	•魚の缶詰1/2缶 •魚肉ソーセージ1本 •（カレー，シチュー，牛丼，いも・野菜の汁物，煮物）に含まれる •卵1個 •豆缶詰1/2缶 •レトルトパック1/2パック •納豆1パック
乳類	1回	•牛乳（200 mL）1本 •ヨーグルト1パック＋プロセスチーズ一つ	1回	•牛乳（200 mL）1本 •ヨーグルト1パック＋プロセスチーズ一つ
果実類	1回	•果汁100％ジュース（200 mL）1缶 •果物缶詰1カップ程度 •りんご，バナナ，みかんなど1～2個	1回	•果汁100％ジュース（200 mL）1缶 •果物缶詰1カップ程度 •りんご，バナナ，みかんなど1～2個

†1　表8・6（1）の場合の参照量．
†2　1日当たりの回数を基本に，食品例の•を選択する．
a）国立健康・栄養研究所，"「避難所における食事提供の計画・評価のために当面目標とする栄養の参照量」に対応した食品構成例"より．

ける食事提供の計画・評価のために当面の目標とする栄養の参照量"を発表した（表8・6）．これは被災後約3カ月までの間に不足しやすいエネルギー，たんぱく質，ビタミン B_1，B_2，C について，摂ってほしい量を示したもので，これを満たすような備蓄品の選定や献立作成を行う．栄養の参照量を食品群別重量に置き換えた食品構成例を国立健康・栄養研究所が作成しており，ホームページ*で公開している．さらに"加熱調理が困難で，缶詰，レトルト，既製品が使用可能な場合"と"加熱調理が可能で，日持ちする野菜・果物が使用可能な場合"の2パターンについて，食品構成を具体的な食品名と1回当たりの目安量に置き換えたものも公表しており，参考になる（表8・7）．

同年6月14日に厚生労働省が発表した"避難所における食事提供の評価・計画のための栄養の参照量"は，食事が足りているかどうかを評価する際に使用するものであり，食事摂取基準の推定平均必要量をもとに策定されている（表8・6）．災害時における施設の栄養管理にも利用できる指標である．

＊　国立健康・栄養研究所，"「避難所における食事提供の計画・評価のために当面目標とする栄養の参照量」に対応した食品構成例"．

9 給食施設の実際

1 各給食施設の目的について理解し，施設に合わせた運営を行う．
2 実際に設置されている給食施設の種類や施設利用者の特徴について理解する．

9・1 医療施設

9・1・1 医療施設の特徴と給食

医療施設とは，疾病に対し医師や歯科医師が医業または歯科医業を提供する施設をさす．患者の治療は，医師だけで行うのではない．医師の指示のもと，看護師，薬剤師，管理栄養士などが連携し治療支援を行う（図9・1）．

入院患者に対する食事は，治療の一環として提供される．給食は，入院患者の栄養改善と疾病の回復，ならびにQOL（生活の質）の向上を目的としている．

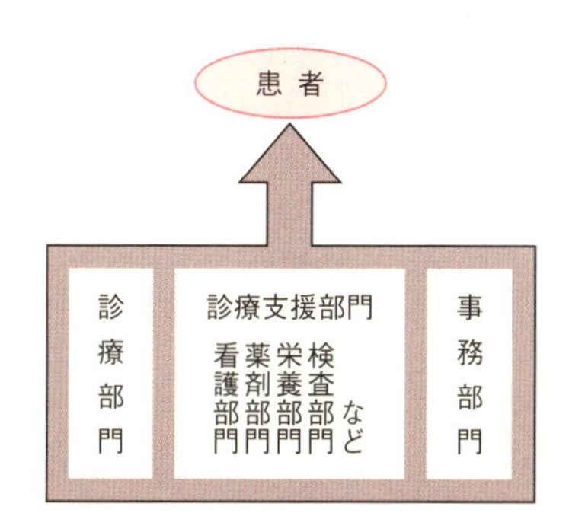

図 9・1 医療施設の組織

a. 医療施設の分類 医療法による医療提供施設のうち，20床以上の入院設備を保有する**病院**と，19床以下の診療所の二つに分けることができる．各施設の特徴と管理栄養士・栄養士の配置義務を表9・1に示す．

b. 関連法規

- **医療法**（昭和23(1948)年）：給食施設の設置について定められている．特定機能病院（表9・1）に管理栄養士1名，病床数100床以上の病院に栄養士1名の配置が義務づけられている（医療法施行規則）．
- **健康保険法**（大正14(1925)年）：入院時食事療養費，入院時生活療養費（図9・3参照）など，診療報酬に関する事項が定められている．

診療報酬：保険医療機関は，医療を行った際に医療行為の対価として診療報酬を保険者（健康保険組合など）に請求し，診療報酬を受給する．保険者は価格表である診療報酬点数表に基づいて支払う．診療報酬は2年ごとに改定され，点数表や算定用件は厚生労働省が告示する．

保健医療機関：厚生労働大臣の指定を受けて，国民健康保険や健康保険などに加入している被保険者やその家族に対して保険診療を行なう病院や診療所などの医療機関．

表 9・1　病院の分類と管理栄養士，栄養士の配置

	分　類	施設の特徴	管理栄養士・栄養士配置義務
病院	特定機能病院	高度先端医療の研究・治療，医師の研修にあたる医療施設	管理栄養士 1 人
	一般病院	病床数が 20 床以上で，通院および入院診療で一般的な治療が可能な患者を対象とする医療施設	栄養士 1 人 病床数 100 以上
	療養型病床群	長期療養者を対象とする病床	栄養士 1 人 病床数 100 以上
診療所	有床診療所	病床数 19 以下の入院施設を有する	管理栄養士 1 人(非常勤でもよい) “入院基本料等” の算定要件
	無床診療所	入院施設をもたない	配置義務なし

- **健康増進法**（平成 14(2002)年）：医学的な管理を必要とするものに食事を提供する施設であって，継続的に 1 回 300 食以上，または 1 日 750 食以上を提供する病院では，管理栄養士を配置し，栄養管理を行うことが義務付けられている．

9・1・2　給食運営の特徴

a. 医療における栄養管理の目的　患者に対して適切な栄養補給，望ましい食事の提供や栄養教育を行うことにより，健康の保持・増進，疾病の予防・治療や QOL の向上を図ることにある．栄養状態が良好であれば，外科手術後の治療効果も高まるなど，医療において栄養管理は重要な役割を果たしている．また，糖尿病などの生活習慣病の予防は合併症の発症を減少させ，QOL の向上や医療費の削減につながる．

b. 栄養管理体制　医療施設では医師を中心とした栄養サポートチーム（NST）をはじめとした，**栄養管理体制**がとられている．医療スタッフがそれぞれの専門性をもち，連携しながら，あらゆる角度から患者の栄養状態をサポートしている（図 9・2）．

NST：nutrition support team

栄養管理体制

クリニカルパス

CP：clinical path

c. クリニカルパスと栄養ケア　**クリニカルパス**（CP）とは，入院から退院までの診療計画書のことである．治療や検査，投薬，食事，栄養ケア，看護ケアなど入院中の標準的な診療計画は，医療スタッフが専門職の立場から検討したうえで作成され，入院時に患者に渡される．患者にとっては，入院中の治療内容や退院予定がクリニカルパスにより明確になるので，入院生活の不安が和らぐなど

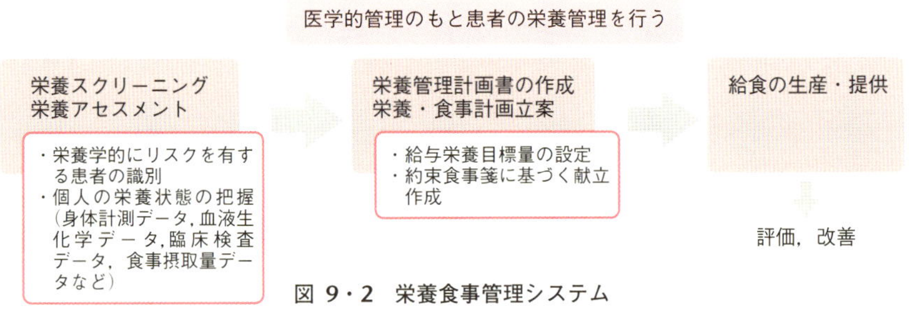

図 9・2　栄養食事管理システム

表 9・2　入院患者の食事の種類（一般食と特別食の例）

一般食	特別食（治療食）	
	疾患別	栄養成分別
常食	糖尿病食	エネルギーコントロール食
全粥食（軟食または粥食）	心臓疾患食	塩分・エネルギーコントロール食
五分粥食（軟食または粥食）	膵臓疾患食	脂質コントロール食
三分粥食（軟食または粥食）	肝臓疾患食	たんぱく質コントロール食
流動食	腎臓疾患食	塩分・たんぱく質コントロール食
術後食（特別食加算対象外）	術後食（特別食加算）	—

表 9・3　特別食加算の対象となる治療食

加算対象となる食種	算定用件など†
腎臓食	心疾患，妊娠中毒症等に対して食塩相当量が総量（1 日量）6 g 未満の減塩食は腎臓食に準じて取扱いができる．
肝臓食	肝庇護食，肝炎食，肝硬変食，閉鎖性黄疸食（胆石症および胆嚢炎による閉鎖性黄疸症の場合も含む）
糖尿食	—
胃潰瘍食	流動食は除く．十二指腸潰瘍の場合も胃潰瘍食として取扱って差し支えない．
貧血食	血中ヘモグロビン濃度が 10 g/dL 以下であり，その原因が鉄分の欠乏に由来する患者．
膵臓食	—
脂質異常症食	空腹時定常状態における LDL-コレステロール値が 140 mg/dL 以上である者，または HDL-コレステロール値が 40 mg/dL 未満である者，もしくは中性脂肪値が 150 mg/dL 以上である者．高度肥満症（肥満度が ＋70％ 以上または BMI が 35 以上）は脂質異常症食に準じる．
痛風食	—
てんかん食	難治性てんかん（外傷性を含む）の患者に対し，グルコースに代わりケトン体を熱量源として供給することを目的に炭水化物量の制限および脂質量の増加が厳格に行われた治療食．グルコーストランスポーター 1 欠損症またはミトコンドリア脳筋症の患者に対し，治療食として提供した場合は，てんかん食として取扱って差し支えない．
フェニルケトン尿症食	—
楓糖尿症食	—
ホモシスチン尿症食	—
ガラクトース血症食	—
治療乳	乳児栄養障害症に対する酸乳，バター穀粉乳など直接調乳する治療乳．
無菌食	無菌治療室管理加算を算定している患者．
特別な場合の検査食	潜血食，大腸 X 線検査・大腸内視鏡検査のために特に残渣の少ない調理済み食品．

† －は『入院時食事療養費に係る食事療養費及び入院時生活療養費に係る実施上の留意事項について』（保医発第 0306009 号，平成 18 年 3 月）において加算特別食に指定されているが，特記事項が示されていないもの．

の利点がある．診療内容があらかじめ明確になっていることから，医療スタッフによる治療やケアのばらつきが少なくなる．

d. 栄養・食事管理の特徴　アセスメントにより個々の患者の栄養状態を把握して，病状に合わせて栄養管理計画書を作成し，個々に必要な栄養量を決定する．入院患者の食事は院内約束食事箋に示された食種が提供される．食事の種類は，診療報酬の算定区分から**一般食**と**特別食（治療食）**に区分されていることが多い．

院内約束食事箋：院内の食事基準のこと．提供する食事の基準，栄養量，食品構成など，院内で取決められている食事基準が示されている．

食事箋：医師が発行する，食事の指示書のこと．医師は，約束食事箋をもとに疾病に対応した食事内容を指示する．

一般食

特別食（治療食）

食事の種類やその名称は病院で異なるが，入院患者の食事の種類を表9・2に示す．

e. 特別食加算　表9・2の特別食のうち，入院時食事療養費において，“特別食加算76円/食”が加算される治療食がある．対象となる算定要件を表9・3に示す．食事の種類や名称は病院によって異なるが，医師の発行する食事箋に基づいて症状に対応した食事が提供されており，加算の条件を満たしていれば入院時食事療養費の特別食加算を算定できる．食事の名称は同じでも条件を満たしていなければ特別食加算の対象とはならない．

f. 給食業務の委託　病院の給食業務は食事療養の質を確保される場合に限り，委託することができる．病院における給食の調理業務は，これまで治療の

表9・4　病院が自ら実施すべき業務[a]

区　分	業務内容
栄養管理	病院給食運営の総括 栄養管理委員会の開催・運営 院内関係部門との連絡・調整 献立表作成基準の作成 献立表の確認 食数の注文・管理 食事箋の管理 嗜好調査・喫食調査などの企画・実施 検食の実施（医師・管理栄養士・栄養士）評価 関係官庁に提出する給食関係の書類等の確認・提出・保管管理
調理管理	作業仕様書の確認 作業実施状況の確認 管理点検記録の確認
材料管理	食材の点検 食材の使用状況の確認
施設等管理	調理加工施設，おもな設備の設置と改修 使用機器の確認
業務管理	業務分担・従事者配置の確認
衛生管理	衛生面の遵守事項の作成 衛生管理簿の点検・確認 緊急を要する場合の指示
労働衛生管理	健康診断実施状況等の確認

a）『医療法の一部を改正する法律の一部の施行について』，健政発98号（平成5年2月）より．

一環として病院内でのみ認められていたが，医療法改正（1996 年）により，外部業者への委託および病院外の調理加工施設で調理を行う**院外調理**による食事提供について入院時食事療養費の請求が認められるようになった．食事の提供の業務に関する基準には，療養上の質を確保するために HACCP に基づいた衛生管理の実施や，受託責任者の配置を医療法で定めている．

院外調理

“病院が自ら実施すべき業務”（表 9・4）として給食の運営の管理・監督，備えるべき帳票がある．

9・1・3 収 支 構 造

入院患者の食事の生産・提供に関わる費用は，診療報酬の入院時食事療養費または入院時生活療養費でまかなわれる．

- **入院時食事療養費**（図 9・3a）：入院患者の食事療養に要する費用で，給食の食材費や調理従事者の人件費，水光熱費などの経費がこの費用でまかなわれている．都道府県の地方社会保険事務局に入院時食事療養(I) の届け出を行っている保険医療機関（次頁のコラム参照）は，1 食につき 640 円（患者標準負担 360 円/食，保険給付 280 円/食），流動食（市販の経管栄養剤）のみを提供している場合は 1 食につき 575 円を，1 日 3 食を限度に診療報酬として請求できる．さらに表 9・2 の特別食を提供した場合に**特別食加算**として 1 食につき 76 円が給付される．また，入院患者が病室ではなく病棟の食堂を利用した場合，**食堂加算**として 1 日につき 50 円が給付される．食堂加算は，患者の病状の回復やリハビリを目的としており，可能な限り食堂で食事を摂ることを勧めている．特別食加算と食堂加算は，入院時食事療養(I)の届け出を行っている医療機関でないと算定できない*．

入院時食事療養費

特別食加算

食堂加算

＊ 入院時食事療養(I)，入院時生活療養(I)の届け出を行わない保健医療機関は，入院時食事療養(II)，入院時生活療養(II)を算定する．

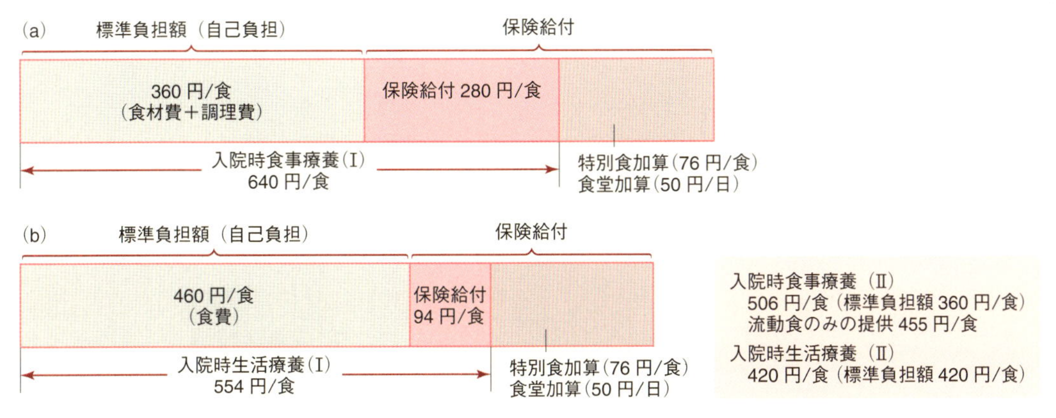

図 9・3 入院時食事療養(I) と入院時生活療養(I) 標準負担額は所得により軽減措置あり．
［厚生労働省，診療報酬改定（2016 年 4 月）より］

- **入院時生活療養費**（図 9・3b）：療養病床に入院する 65 歳以上の者の生活療養（食事療養ならびに水光熱費など）に要する費用のことである．入院時生活療養(I)の届け出を都道府県の社会保険事務所に行っている保険医療機関は，食

入院時生活療養費

入院時食事療養(I)および入院時生活療養(I)の届出に関わる施設基準

保険医療機関の開設者は，所在地の地方厚生(支)局長に対して入院時食事療養(I)・入院時生活療養(I)の届出書を提出する．受理された保険医療機関は診療報酬を算定することができる，届出を行うには，次の施設基準をすべて満たしている必要がある．

- 常勤の管理栄養士または栄養士が食事の提供を行う療養部門の指導者または責任者となっている．
- 療養の質が確保される場合には，保険医療機関の最終責任のもとで給食業務を第三者に委託できる．
- 一般食を提供している患者の栄養補給量は，患者個々に算定された医師の食事箋または栄養管理計画による栄養補給量を用いる．これらによらない場合には，推定エネルギー必要量および栄養素（脂質，たんぱく質，ビタミンA，ビタミンB_1，ビタミンB_2，ビタミンC，カルシウム，鉄，ナトリウム（食塩）および食物繊維）については，健康増進法に基づき定められた食事摂取基準の数値を適切に用いる．患者の体位，病状，身体活動レベルなどを考慮する．
- 特別食を必要とする患者については，病状により，適切な特別食が提供されている．
- 提供食数（日報・月報），食事箋，献立表，患者入退院簿，食料品消費日計表などの帳簿が整備されている．
- 適時の食事の提供が行われている．夕食は午後6時以降に提供されている．
- 保温・保冷配膳車，保温配膳車，保温トレイ，保温食器などを使用し，適温の食事の提供が行われている．
- 職員に提供される食事と患者に提供される食事との区分が明確になっている．
- 衛生管理は，医療法，医療法施行規則，食品衛生法に定める基準以上のものである．

表 9・5　医療機関の収支構造（2016年4月現在）

収　入（診療報酬 1点＝10円）	支　出
管理栄養士または栄養士の配置が必要	
入院時食事療養費 入院時生活療養費	給食の生産部門 　調理従事者の人件費 　食材費 　水光熱費 　経費（消耗品など） 　調理機器・設備費
管理栄養士の配置が必要	
栄養管理体制[†1] 糖尿病透析予防指導管理料：350点 栄養サポートチーム加算：200点 摂食障害入院医療管理加算：200点(30日以内)，100点(31～61日) 栄養食事指導料 ・外来栄養指導料：初回260点，2回目以降200点 ・入院栄養食事指導料1：初回260点，2回目200点 ・入院栄養食事指導料2：初回250点，2回目190点 ・集団栄養食事指導料：80点	医療施設の管理栄養士など医療スタッフの人件費・経費など

†　“入院基本料等”に含まれる栄養管理体制の基準として管理栄養士の配置を義務づけている．

費として1日3食を限度に1食554円（患者標準自己負担額460円/食，保険給付94円/食），流動食（経管栄養）のみを提供している場合は500円/食を診療報酬として請求できる．入院時生活療養(I)の届け出を行っている医療機関は，特別食加算と食堂加算を算定できる．介護保険との均衡の観点から，入院時生活療養費の額は，生活療養に要する平均的な費用の算定額や，平均的な家計における食費および水光熱費の状況等から厚生労働大臣が定める生活療養標準負担額を決めている．

給食の生産に関わる費用として，調理従事者などの人件費，食材費，水光熱費，消耗品などの経費，施設設備費などが支出となる．管理栄養士の人件費は，**栄養食事指導料**などが収入源となる（表9・5）．

栄養食事指導料

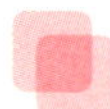

9・2 高齢者・介護福祉施設

9・2・1 高齢者・介護福祉施設の給食の特徴と給食

ADL: activity of daily living

高齢者・介護福祉施設とは，生理的老化に加え，精神的，機能的低下により日常生活動作（ADL）などの障害があり，介護を必要とする高齢者を対象に，生活全般にわたる援助を目的とした施設である．そのため，給食の目的は，心身の健康の保持と生活の一部として楽しみでもある．

a. 対象者，施設の種類　特別養護老人ホームの対象者は，おもに65歳以上の要介護状態にある人（おもに介護度3以上）である．施設の種類は大きく分けて，“老人福祉法”で定められている老人福祉施設と“介護保険法”で定められている介護保険施設がある（表9・6）．特別養護老人ホームは，生活の場としてあり，人生の終末期を迎えることが多い．そのほかにも老人福祉施設の一つとして，昼間だけの通所型のデイサービスセンターなどがある．

通所型: 在宅で昼間だけ施設に通うこと．

b. 関連法規　高齢者福祉施設のなかでも特別養護老人ホームおよびその周辺の施設に関係する法規は，老人福祉法と介護保険法がある．

- **老人福祉法**（昭和38(1963)年）: 特別養護老人ホームに関しては，“栄養士配置基準は1人以上，栄養並びに入所者の心身の状況及び嗜好を考慮した食事を，適切な時間に提供しなければならない”とある．また，入所者が可能な限り離床して，食堂で食事を摂ることを支援する．
- **介護保険法**（平成9(1997)年）: 介護保険制度における施設の一つとして介護老人福祉施設（特別養護老人ホーム*）がある．加齢に伴って生ずる心身の変化に起因する疾病などにより要介護状態になり，入浴，排泄，食事などの介護が必要で，機能訓練，健康管理と療養上の世話を含め，自宅での生活が困難となった要介護者を養護する施設である．介護保険制度の定める施設では，“栄養ケア・マネジメント”をはじめとする栄養管理を行うためには管理栄養士が必要である．

* 特別養護老人ホームは老人福祉法による名称であるが，介護保険法では介護老人福祉施設と称している．

表9・6　高齢者・介護福祉施設の種類

老人福祉施設の入所型施設	介護保険施設の入所型施設
特別養護老人ホーム	介護老人福祉施設（特別養護老人ホーム）
養護老人ホーム	介護老人保健施設（老健: 老人保健施設）
軽費老人ホーム	介護療養型医療施設

9・2・2 給食運営の特徴

特別養護老人ホームの入所者は，日常生活動作の低下，感覚機能（味覚・嗅覚など）の低下，咀嚼（そしゃく）・嚥下（えんげ）機能の低下，消化吸収能力の低下などさまざまな問題を抱えた要介護者が多い．そのため給食は，食事摂取基準に沿ったうえで，一人一人に合った栄養，食形態を考慮しなければならない．

a. 食事計画　その地域，季節の行事や，施設のイベントを，年間行事に入れる．また，その地域の季節の食材を生かした献立にする．

献立の構成は，ある一定期間（たとえば1週間）の朝，昼，夕の3食の主食を決め，次に主菜のたんぱく質，調理様式などを重ならないよう組立てる．次に1日の食事を副菜，汁などと順次，調理法，食材が1食の中で重ならないように具体的に1日分の献立を立てる．3時のおやつや食事のフルーツ，デザートは施設に応じて考える．

b. 栄養計画　一般食の栄養管理では，まず最初に給与栄養目標量を決定する（図9・4）．高齢者は健康状態や身体活動に個人差があり，一人一人の身体状況・活動レベル，食形態に大きな違いがあるため，集団の給与栄養目標量の設定には，複数の群に分けて設定することもある．給与栄養目標量には，食事摂取基準を活用する．その対象者は，軽度の介助を要する人やいくつかの慢性疾患を有する人，比較的健康状態を保っており（何とか自立した生活が可能）要介護状態でない人となっているが，高齢者施設の給与栄養目標量は，身体活動レベルを考慮し活用している．

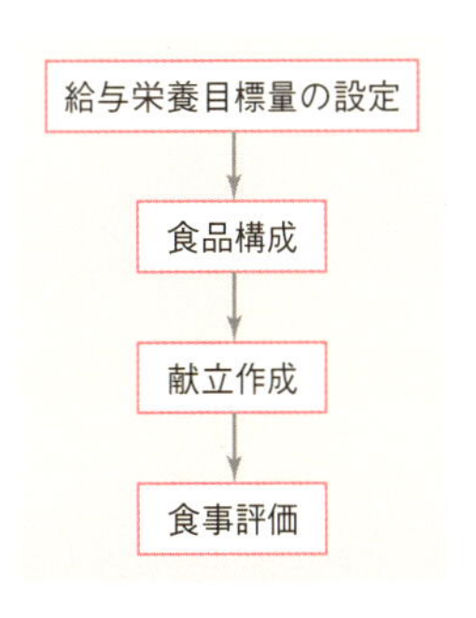

図9・4 栄養管理の流れ

介護保険制度における個別の栄養管理に，医師による食事箋発行で提供される療養食がある．療養食には，糖尿食，腎臓食，肝臓食，胃潰瘍食，貧血食，膵臓食，脂質異常症食，痛風食，特別な場合の検査食などがある．療養食加算を受ける場合には献立表が作成されている必要がある．

c. 食事評価と改善　検食簿，残菜量などで集団の評価をする．個人では摂取状況を観察，75% 以上摂取することを一つの基準とし，摂取量を記録し，定期的な体重変化，血液生化学検査値など多くの情報を合わせ，栄養状態を把握し，評価・改善する．集団，個人の栄養管理，給食管理のPDCAサイクルを繰返す．

d. 給食システム，調理システムの傾向　給食の生産・提供にあたり，考慮すべきことを以下に示す．

- **1日の栄養量の配分**：朝食：昼食：夕食の配分を1：1.5：1.5に配分することが一般的であるが，1回の食事で食べられる量が比較的少ない傾向の高齢者にとって，朝昼夕の3回の食事だけでは食事摂取基準を満たすことは困難である．そのため，たとえば10時に水分，3時におやつなどを入れ，水分補給と楽しみのおやつを考慮することもある．その際の栄養量は，昼食の栄養量から3時のおやつを100 kcal以内で確保すると昼食と夕食のつなぎにもなる．
- **生活の場としての食事**：365日すべての食事を提供することになるので，“家庭的な雰囲気”，“終の棲家（ついのすみか）”としての安らぎを与える食事であることが求められる．食べ慣れた食事，いわゆるその地域での“食文化，行事，家庭でよく食べていた食事”を聞き取り調べる必要がある．
- **食材・調理法の多様性**：高齢者は視力が低下し，ぼやけてくるため元気の出る暖色系のお盆やキッチンマットに“色彩（5色：赤，白，黒，黄，緑）豊かな食材”と調理・盛付けを考えた“五感に刺激のある食事”も必要である．

調理法は，5味（甘，塩，酸，苦，旨），5法（煮，焼，炒，揚，蒸）を組合わせた献立となるよう工夫する．咀嚼・嚥下に問題がなければ特に食材や調理法の制限はないが，食べやすくするために，隠し包丁や噛み切りやすい大きさにする

軟飯: 米の重量に対して約1.7倍の水で炊いた飯.

ミキサー粥: ゲル化剤を使用し飲み込みやすくした粥.

表9・7　食形態による分類の一例

主　食	ごはん	おにぎり, 軟飯, 粥（全粥, ミキサー粥）
	めん	麺をカット, 滑らかにした汁
副　食（おかず）	一口大	食べやすい大きさ（1～2 cm）に切ったもの
	きざみ	粗刻み, 極小刻み
	ミキサー食	ミキサーにかけどろどろにしたもの
	ソフト食やゼリー食	ソフト食はミキサーにかけたり軟らかくしたものを固めたもの. とろみ剤（液体にとろみをつけるもの）やゲル化剤（固めて固形化するもの）がある. ゲル化剤には, 固めて温めることもできるものもある. ゼラチンや寒天で固めたり, デンプンなどでとろみをつけたりすることもできる.

など工夫をすると安心して提供できる. 塩味に対する味覚は低下する傾向があるため, だしの旨みを利かし, 減塩に心がける. また比較的甘味のものを好む傾向と酸味の識別能力は保たれているため, 甘味と酸味を利かした料理を組合わせると食が進む.

季節の食材は, 季節感を演出するのに有効である. 特に高齢者は果物を好む傾向にある. 認知症がある場合, 嗜好のこだわりを忘れて食べることもあるため, 時折試してみるとよい.

e. 献立の特徴　献立は, 一般食（常食）からの展開として, 疾病と咀嚼・嚥下困難者への対応としてきざみ食や軟らかく固めたソフト食やゼリー食などがある（表9・7）. 個別に留意することを以下に示す.

① 咀嚼・嚥下機能の低下: 脳梗塞の後遺症から片麻痺が起こるとその麻痺側に咀嚼や嚥下の困難が生じる. その他, 歯の欠損や入れ歯の不具合, 高齢に伴う唾液の減少や嚥下能力の低下が起こるため, 咀嚼・嚥下機能を補うような食事の工夫が必要である.

② 生活習慣病など疾患を考慮: 一般的に生活習慣病として考慮する食事に, 高血圧症, 糖尿病, 脂質異常症, 腎疾患などがあるが, 薬との関連を考慮した食事の提供が必要である. 血液を固まりにくくする**ワルファリン**は, 食べ合わせとしてビタミンKを多く含む納豆, ほうれん草などの多量摂取を避ける.

ワルファリン（抗凝血剤）

③ 医療用食品による補助: 食事だけでは補えない栄養素を強化した食品と栄養をバランス良く調整した栄養剤とがある. 高齢者の抱える問題は, 便秘, 貧血, **フレイルティ**（虚弱）, **サルコペニア**（筋肉量低下）, **低栄養**, **褥瘡**（じょくそう）, **廃用症候群**などさまざまである. それらに対応した食品には, エネルギー, たんぱく質, ビタミン, ミネラル（カルシウムや亜鉛, 鉄など）, 食物繊維などの栄養素を目的別に強化した栄養補助食品がある. そのほか, 口からの食事ができなくなった場合に, 鼻腔や胃瘻（いろう）（PEG）などから経腸栄養剤で直接栄養を送る経管栄養法がある.

PEG: percutaneous endoscopic gastrostomy

経管栄養法（経腸栄養）: 栄養チューブを用いて, 胃または小腸に直接栄養剤を注入する栄養補給法.

④ 非常用食品の準備: 地域の避難所としての役割もあるため, 最低3～7日分の非常食, 水と加熱道具, 容器などが必要である. そのほか, 当然, 嚥下困難

者や疾患のある人など目的に応じた長期保存食品も必要である．

f. 食事の評価活動　特別養護老人ホームでは，食事時間には基本食堂に集まって食事をする．介助が必要な場合，介護職員が食事介助のためにそばに寄り添って入所者の能力に合った食事の介助をする．そのため，食事の評価は，食形態に合っていたか，どれだけ食べたか，など多職種で評価し，記録する．

高齢者を対象とした給食施設としての評価は，衛生管理はもちろん作業，栄養，経営，施設，帳票等事務管理を行うとともに，以下に示す評価項目に特に注意する．

- 給食・栄養管理
  - □ 高齢者に合った給与栄養目標量の設定がなされている．
  - □ エネルギー産生栄養素バランスは，適正範囲になっている．
  - □ 調理法，食材の重なりがないような献立になっている．
  - □ 季節や行事などを考慮した献立になっている．
  - □ 計画どおりの品質で提供できている．
  - □ 予定献立が実施献立で変更になった際，修正がされている．
  - □ 家庭的な雰囲気で，楽しみの一つとしての食事になっている．
  - □ 多職種との連携がとれ，食事の情報が共有されている．
  - □ 献立表が高齢者にわかるように掲示されている．
  - □ 入所者の嗜好を把握するために定期的な嗜好調査を行っている．
  - □ 脱水予防のための飲料や楽しみのためのおやつなどの工夫がされている．
  - □ 食べやすい盛付け，食器，自助食具*1 の工夫がされている．
  - □ 職員に対し，高齢者の食事について教育的な勉強会がされている．
- 栄養ケア・マネジメント情報から給食での個人への対応
  栄養スクリーニング・アセスメント・モニタリング（施設）様式例（厚生労働省）*2 を参照．

9・2・3　高齢者・介護福祉施設の給食環境

高齢者・介護福祉施設は，介護保険の適用の有無やサービス内容などにより収入が異なる．また，作業工程も，入所者の介護度，人材の熟練度，給食設備などにより違いがある．

a. 食事の費用　入所者1人1日当たりの自己負担額（食材費・調理費）1380円*3 とそのほか介護保険サービスを実施した分の合計を人数と1カ月の日数をかけて総収入とする．そのうち食材として，栄養補助食品や経管栄養剤なども含めすべての食材の合計を支出とし，毎月かかった食事の費用を計算する．その費用を，1カ月に喫食した延べ日数で割ると1人1日当たりの食材費が算出される．食材費が収入のどのくらいの割合を占めるのか，把握する．

収入と支出には，日頃からコスト意識を高める必要がある．

b. 食事提供に関わる介護保険サービスの点数や対応内容　特別養護老人ホームの場合，管理栄養士配置で栄養ケア・マネジメントを行えば，1人・1日当たり14単位（140円）が加算される．そのほかに，療養食加算と経口移行加算は，加算金額に人数と日数をかけた金額，経口維持加算Ⅰ・Ⅱは月単位の金額に人数をかけた金額が加算される（表9・8）．

*1 脳梗塞の後遺症で片麻痺の問題がある場合，自助食器で自立した食事を援助．たとえば，持ちやすいスプーンや箸，すくいやすい皿，滑らないマット，持ちやすく飲みやすいカップなどがある．

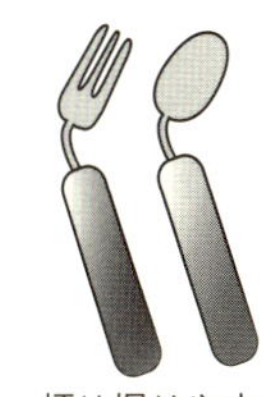

柄は握りやすく，先は食べやすく角度がついている．

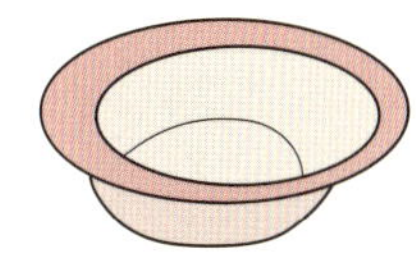
ふちに凹みがあり，すくいやすくなっている．

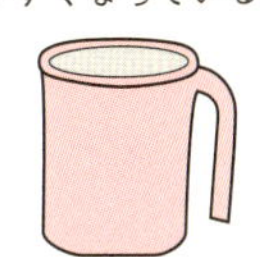
取っ手が持ちやすく，軽く傾けるだけで飲みやすくなっている．

*2 http://www.j-ncm.com/pdf/20120403ncm_process.pdf

*3 厚生労働省，"2015年度介護報酬改定骨子"より．

収入例: 栄養ケア・マネジメント実施，常勤の管理栄養士配置，入所者 110 人，そのうち療養食加算実施者 13 人の場合
　1 日分:（1,380 円 + 140 円）× 110（人）+ 180（円）× 13（人）= 169,290 円

表 9・8　収入（食材費と介護報酬）

食材費・調理費	1380 円/日
栄養ケア・マネジメント	14 単位/日（140 円）
療養食加算[†1]	18 単位/日（180 円）
経口維持加算 I[†2]	400 単位/月（400 円）
経口維持加算 II[†3]	100 単位/月（100 円）
経口移行加算	28 単位/日（280 円）

†1　療養食加算を算定した場合は，経口維持加算 I・II，経口移行加算は算定しない.
†2　経口維持加算: 摂食機能障害を有し，誤嚥が認められる者に対し，経口による食事を進めるために行った場合の加算.
†3　経口移行加算: 経管による食事を摂取している者で，経口による食事を進めた場合の加算.

c. 食事の楽しみの提供など　いつまで食べられるのか，その人の限られた命の最期を迎える，その時まで，食事はいくつもの段階を経て提供されることになる. 単に栄養だけでなく，その人にとっての最後の食事になるかもしれない. そのため，多職種と協働して取組むことは重要である. 職員と入所者とのコミュニケーションがとれてこそ，その人にとってふさわしい食事になる.

9・2・4　高齢者・介護福祉施設における栄養教育

高齢者の場合，長年の経験から生活習慣，嗜好が固定化され，変化を好まない傾向にあるが，入所施設では，食生活の変化から思わぬ嗜好の変化もある. また，身体的・精神的な個人差が著しいため個々のきめ細かい情報収集が重要である.

施設には，デイサービスや短期入所など自宅に帰る方々も利用している場合が多い. 在宅での自立した生活につなげるために栄養教育をする場合もある.

a. 個別指導　栄養指導は，カウンセリング技法を導入し，共感的な態度，ゆっくり明確な言動，相手の言葉のリピートなどをするとわかりやすい. 指導するという姿勢ではなく傾聴するという姿勢で，相手の思いや食の思い出を聞き出し，栄養の話につなげていく. その内容は，専門的でなく少しでもやってみようと思えるささいなことでよい.

b. 集団指導　イベントとして組入れることが多いが，頑張ろうと思えることが必要で，そのためにはゲーム感覚を取入れたり，体（手足が可能な動き）を動かしながら学ぶ方法がふさわしい.

c. 指導内容　高齢者の食生活に配慮した内容とする（在宅の場合，家族に対して行うこともある）.

・しっかり食べて低栄養予防（たんぱく質，ビタミン，ミネラルなど）.
・甘いお菓子やアルコールの摂りすぎに注意.
・食塩の摂りすぎに注意. 生活習慣病（糖尿病，高血圧症など）の予防.
・生活のリズムと栄養（脱水，便秘，睡眠，運動と併せた食事）.
・食べやすい食形態の工夫.

9・3 児童福祉施設

9・3・1 児童福祉施設の特徴と給食

児童福祉施設とは，児童福祉法に基づいて設置された施設で，その対象は18歳未満の者である．児童福祉施設は，国，都道府県，市町村が設置できるほか，社会福祉法人等が設置することもできる．児童福祉施設の種類は，児童福祉法第7条に記されており，給食を実施する施設は表9・9のとおりである．

児童福祉施設は保護者に代わって子育てを行うという役割を担っており，子ど

表 9・9 給食を実施する児童福祉施設の種類と栄養士の配置規定

施　設	概　要	栄養士配置規定[†]
助産施設	保健上必要があるにも関らず，経済的理由により入院助産を受けることができない妊産婦を入所させて助産を受けさせる．	第一種助産施設：病院の規定に準じる（病床数100以上で1名以上必置）
乳児院	家庭で保育を受けられない乳児を入院させて養育する．	栄養士必置（ただし乳児10人未満の施設を除く）
母子生活支援施設	配偶者のいない女子またはこれに準ずる事情のある女子およびその監護すべき児童を入所させて，これらの者を保護し，自立の促進のためにその生活を支援する．	配置規定なし
認定こども園	小学校就学前の子どもに幼児教育・保育を提供する施設．	配置規定なし
保育所	日々保護者の委託を受けて，保育に欠けるその乳児または幼児を保育する．	配置規定なし
児童養護施設	乳児を除いて，保護者のいない児童，虐待されている児童，その他環境上養護を要する児童を入所させて，その自立を支援する．	栄養士必置（ただし児童40人以下の施設を除く）
障害児入所施設	身体に障がいのある児童，知的障がいのある児童または精神に障がいのある児童（発達障がい児を含む）を入所させる施設であり福祉型と医療型に分かれる．	
	福祉型：児童の保護，日常生活の指導および独立自活に必要な知識技能を与える．	栄養士必置（ただし児童40人以下の施設を除く）
	医療型：児童の保護，日常生活の指導および独立支援に必要な知識技能を与え，治療を行う．	栄養士必置（病床数100以上）
児童発達支援センター	身体に障がいのある児童，知的障がいのある児童または精神に障がいのある児童（発達障がい児を含む）を日々保護者のもとから通わせる施設であり福祉型と医療型に分かれる．	
	福祉型：日常生活における基本的動作の指導，独立自活に必要な知識技能を与える，または集団生活への適応のための訓練を行う．	栄養士必置（ただし児童40人以下の施設を除く）
	医療型：日常生活における基本的動作の指導，独立自活に必要な知識技能を与える，または集団生活への適応のための訓練および治療を行う．	栄養士必置（病床数100以上）
情緒障害児短期治療施設	軽度の情緒障がいを有する児童を短期入所させ，または保護者のもとから通わせて，その情緒障害を治す．	栄養士必置
児童自立支援施設	不良行為を行う，または行う恐れのある児童，および家庭環境その他の環境上の理由により生活指導などを要する児童を入所，または保護者のもとから通わせて，個々の児童の状況に応じて必要な指導を行い，その自立を支援する．	栄養士必置（ただし児童40人以下の施設を除く）

† 管理栄養士の配置規定はない．

もの成長への配慮が必要である．児童福祉施設における給食は，児童の健やかな発育・発達および健康の維持・増進の基盤となり，家庭的な雰囲気を大切にしながら食事の楽しさや望ましい食習慣を形成していけるようにするなど，重要な役割を担っている．特に個人差も大きい時期であるため，個々人の発育・発達状況に合わせて食事を計画することが求められる．児童にとっては，毎回の給食が学習・体験の場となり，食習慣を身につける機会となる．また，保護者にとっても適切な食事を学ぶ機会となる．

具体的な給食施設の運営は，各種通達などに則って進めていく．『児童福祉施設における食事の提供に関する援助及び指導について』（雇児発 0331 第 1 号，平成 27 年 3 月）には児童福祉施設全体における食事の提供について示されており，自立支援につながる食育の実践や食中毒発生防止，アレルギー対応のための管理体制構築を行うことなどについて示されている．また，『児童福祉施設における「食事摂取基準」を活用した食事計画について』（雇児母発 0331 第 1 号，平成 27 年 3 月）には食事計画策定に当たっての基本的な考え方や留意点などが示されている．

a. 関連法規　児童福祉法第 45 条の規定に基づき，**児童福祉施設の設備及び運営に関する基準**（昭和 23(1948)年）が定められており，その第 11 条では児童福祉施設の食事について，次のように定められている．

第 11 条　児童福祉施設（助産施設を除く．以下この項において同じ．）において，入所している者に食事を提供するときは，当該児童福祉施設内で調理する方法（第 8 条の規定により，当該児童福祉施設の調理室を兼ねている他の社会福祉施設の調理室において調理する方法を含む．）により行わなければならない．
2　児童福祉施設において，入所している者に食事を提供するときは，その献立はできる限り，変化に富み，入所している者の健全な発育に必要な栄養量を含有するものでなければならない．
3　食事は，前項の規定によるほか，食品の種類及び調理方法について栄養並びに入所している者の身体的状況及び嗜好を考慮したものでなければならない．
4　調理は，あらかじめ作成された献立に従って行わなければならない．ただし，少数の児童を対象として家庭的な環境の下で調理するときは，この限りではない．
5　児童福祉施設は，児童の健康な生活の基本としての食を営む力の育成に努めなければならない．

9・3・2　保育所・認定こども園における給食

保育所は，児童福祉法第 39 条において“保育を必要とする乳児・幼児を日々保護者の下から通わせて保育を行うことを目的とする施設（利用定員が 20 人以上であるものに限り）”と定義されており，対象は，保護者が共働きなどの場合*であり，年齢は 0 歳から小学校就学前までの乳児・幼児となる．保育所は入所する子どもにとって 1 日の生活時間の大半を過ごすところであり，保育所における食事の意義は大きい．乳幼児期から日々の食事をとおして，発育・発達段階に応じて豊かな食に関わる体験を積み重ね，生涯にわたって健康で質の高い生活を送る基本となる“食を営む力”の基礎を培うことが重要である．

認定こども園は，小学校就学前の子どもを対象に，教育と保育の両方の機能を

*　保育の必要性が認定される時由
①就労・フルタイムのほか，パートタイム，夜間など基本的にすべての就労に対応（一時預かりで対応可能な短時間の就労は除く）
②妊娠，出産
③保護者の疾病，障害
④同居または長期入院等している親族の介護・看護・兄弟姉妹の小児慢性疾患に伴う看護など，同居または長期入院・入所している親族の常時の介護，看護
⑤災害復旧
⑥求職活動・企業準備
⑦就学・職業訓練校などにおける職業訓練
⑧虐待や DV の恐れがある
⑨育児休業取得時に，すでに保育を利用している子どもがいて継続利用が必要であること
⑩その他，上記に類する状態として市町村が認める場合

一体的に提供し，その心身の発達を助長することを目的とした，子育て支援事業を行う施設である．幼稚園型，保育所型，地域裁量型に加え，2015 年の認定こども園法改定により，幼保連携型認定こども園が創設された．

幼保連携型認定こども園： “学校及び児童福祉施設としての法的位置付けを持つ単一の施設” と位置づけられた．

a. 給食の特徴 保育所における給食は調乳，離乳食，3 歳未満児食（1～2 歳児食），3 歳以上児食（3～5 歳児食）に分類され，それぞれ対象児に適した調理によりきめ細かい給食を実施する．保育所における給与栄養目標量については，『児童福祉施設における食事の提供に関する援助及び指導について』および『児童福祉施設における「食事摂取基準」を活用した食事計画について』に基づき設定する．

保育所における給食は，昼食とおやつが基本（昼食は生活状況等に特段配慮すべき問題がない場合には，1 日全体のおおむね 1/3，おやつは発育・発達状況や生活状況等に応じて 1 日全体の 10～20％程度の量）であるが，家庭での食事（朝食，夕食）と合わせて 1 日の給与栄養目標量となるため，家庭での食事内容や生活時間，生育歴，病歴およびそのほか子どもの特性についての把握が必要である．保育所における給与栄養目標量は，個々の年齢，性別，栄養状態，生活状況等を把握・評価し，提供することが適当なエネルギーおよび栄養素の量を設定するが，年齢階級等の別に給与栄養目標量を設定しても差し支えない．保育所ではおもに調乳，離乳食，1～2 歳児食，3～5 歳児食に分けて献立を作成されていることから，給与栄養目標量は 1～2 歳児，3～5 歳児について設定されることが多い．なお，0 歳児は個人差が大きいため，あくまで個別対応を基本とし，授乳・離乳食は**授乳・離乳の支援ガイド**（厚生労働省，2007 年）を参考とする．

認定こども園において提供される給食の内容は保育所と同様である．ただし，認定区分*の違う園児を同じ施設で預かるため，滞在時間や登園日数が園児によって異なる場合がある，たとえば，夏休み，春休みなどの長期休暇中は 1 号認定であっても登園する園児もいれば，2 号および 3 号認定で土曜日も登園する園児もいる．よって，同じ認定を受けている園児であっても，登園する日数は異なる場合がある．このように，時期によって提供する食数が変化することがある．

* “子ども・子育て支援法” では，施設を利用する園児を次の三つに区分している．
- 1 号認定：教育標準時間認定・満 3 歳以上（認定こども園，幼稚園）
- 2 号認定：保育認定・満 3 歳以上（認定こども園，保育所）
- 3 号認定：保育認定・満 3 歳未満（認定こども園，保育所，地域型保育）

表 9・10 認定こども園での給食提供（例）

食事の提供範囲		食事の種類		配食時刻
	2号・3号認定（保育所）	午前おやつ		9：15
		離乳食	（5～11 カ月頃）	10：15
			（12～18 カ月頃）	10：30
		1, 2 歳児食	1, 2 歳児	10：50
1号認定（幼稚園）		3～5 歳児食	3～5 歳児	11：30
		離乳食		14：30
		0, 1, 2 歳児 3, 4, 5 歳児	おやつ おやつ	14：55 15：00
預かり保育	延長保育	延長補食		18：15

表 9・10 は認定こども園での食事提供の例である．14 時頃に帰宅する園児へはおやつは提供しない．また，延長補食は延長保育を受ける園児のみが喫食する．このように，認定こども園では期間内だけでなく，1 日の中でも食事の種類によって提供する食数が異なる．

b. 調理業務の委託　保育所における食事の提供は，保育所に調理室を設けることとされており，自園調理を行うことが原則である*1．しかし，1998 年より調理業務の委託が可能となり*2，2004 年に構造改革特別区域法の特例により，公立で一定の条件を満たす場合に給食の外部搬入方式が可能となった．さらに，2010 年より公立私立を問わず満 3 歳以上児には，給食の外部搬入方式が可能となっている*3．

*1『児童福祉施設の設備及び運営に関する基準』(厚生省令第 63 号，昭和 23 年 12 月）より．

*2『保育所における調理業務の委託について』(児発第 86 号，平成 10(1998) 年 2 月）より．

*3『保育所における食事の提供について』(雇児発 0601 第 4 号, 平成 22(2010) 年 6 月）より．

c. その他参考とするガイドライン　保育所の食事全体をとおしての課題については“保育所における食事の提供ガイドライン”（厚生労働省，2012 年）や，食物アレルギーのある子どもへの対応に当たっては“保育所におけるアレルギー対応ガイドライン”（厚生労働省，2011 年）を参考にする．

9・3・3　乳児院における給食

乳児院は児童福祉法第 37 条において，“乳児（保健上，安定した生活環境の確保その他の理由により特に必要のある場合には，幼児を含む.）を入院させて，これを養育し，あわせて退院した者について相談その他の援助を行うことを目的とする施設”と定義されており，その対象は 0〜2 歳未満の乳幼児である．

乳児院では，入所理由として家庭事情等により養育ができない，あるいは虐待による保護などが多くあげられ，入所以前の食に関する状況は，良好とはいえない場合が多い．生後間もなくの授乳期から離乳期，幼児期へと，生涯にわたる食の基礎をつくる重要な時期であるため，集団給食でありながらも個々の状況を把握し子どもの発育・発達状況などを把握して，食事計画を作成して適切な栄養管理・食事の提供を行うことが求められる．身体的な発育とともに，情緒的，精神的にも良好な発達にも資するように配慮する．併せて，食事の環境にも配慮が必要である．また，乳児院では，調理担当職員，保育担当職員などそれぞれの職種ごとに職員が交代で業務を行っているため，離乳食の移行やアレルギー，障害等による個別対応などの指示事項の内容は，確実に伝達されるよう伝達手段を工夫するなどして，安全・確実に食事の提供が行えるよう配慮が必要である．特に乳幼児が対象なので，衛生管理には留意しなければならい．

9・3・4　児童養護施設における給食

児童養護施設は，児童福祉法第 41 条において“保護者のない児童（乳児を除く．ただし，安定した生活環境の確保その他の理由により特に必要のある場合には，乳児を含む.），虐待されている児童その他環境上養護を要する児童を入所させて，これを養護し，あわせて退所した者に対する相談その他の自立のための援助を行うことを目的とする施設”と定義されており，その対象は，1〜18 歳の児童である．

児童養護施設では，入所前の家庭生活において適切な食生活が営まれておらず，発達段階に応じた食習慣が身についていない子どもも少なくない．必要な栄養の供給だけでなく，日常的に食材の買い出しから後片付けまでに関わるなど，食生活に必要な知識および技能を習得させ，基本的な食習慣を身につけることができるよう食育を推進することが求められる．発達段階に応じて，調理方法や買い物を手伝って材料の選び方などを知る機会を設けたり，食器洗いや配膳などを習慣化したり，基本的な食習慣の習得に向けて職員が手本を示すことが求められる．管理栄養士・栄養士は，子どもに対する栄養面や食生活面での支援に加えて，保育士や児童指導員などに対しても，子どもへの食事を通じた支援の大切さについて理解が深まるよう配慮することも重要である．

9・3・5 障害児入所施設における給食

障害児入所施設においては，個々の障がいの種類や程度など障がい特性に応じて食事の提供に関する留意点が多岐にわたる．たとえば，知的障がい児施設と重症心身障害児施設とでは，対象児の身体特性が異なることから，食事形態や食具，食事用の椅子や机，食事に要する時間，食べ方（与え方）などや目標についても，それらの特性の違いなど配慮して個人対応をする．

“食事摂取基準”は，健康な個人ならびに健康な人を中心として構成されている集団を適用の対象としているため，健常児とは身体特性や身体活動レベルが異なる障がい児にそのまま活用することは難しい．しかし，現在のところ，障がい児におけるエネルギーや各栄養素の摂取量の基準が示されていないため，障害児施設の食事計画（提供する食種の数や給与栄養素量）においては，利用者の特性を把握し，食事摂取基準を参考にしながら作成するとよい．そのため，一定期間ごとの食事摂取量の結果と利用者の特性（身長・体重・身体活動レベルなど）の把握により，食事計画が適正であるかを確認，さらに見直すことで，内容の向上を図っていく必要がある．

また，障がい児においては，食に関する課題（身体特性，食事状況，食行動，食生活等）を抱えていることが多く，家庭への支援は重要であり，さらに行政，医療機関との連携，また施設から特別支援学校へ通学するなどの場合は，学校との連携も必要である．さらに，施設から地域へ移行した際に自立した食生活を送れるように支援プログラムを多職種と連携を図りながら進めていく．

9・4 障害者福祉施設

9・4・1 障害者福祉施設の特徴と給食

障害者福祉施設とは，身体障がい者，知的障がい者，精神障がい者の方に対し，夜間に“施設入所支援”を行うとともに，昼間に“生活介護”，“自立訓練”または“就労移行支援”を行う施設である．

“障害者支援施設の設備及び運営に関する基準”では，障害者支援施設における食事について次のように定義されている．

第 29 条　障害者支援施設（施設入所支援を提供する場合に限る．）は，正当な理由がなく，食事の提供を拒んではならない．
2　障害者支援施設は，食事の提供を行う場合には，当該食事の提供に当たり，あらかじめ，利用者に対しその内容及び費用に関して説明を行い，その同意を得なければならない．
3　障害者支援施設は，食事の提供に当たっては，利用者の心身の状況及び嗜好を考慮し，適切な時間に食事の提供を行うとともに，利用者の年齢及び障害の特性に応じた，適切な栄養量及び内容の食事の提供を行うため，必要な栄養管理を行わなければならない．
4　調理はあらかじめ作成された献立に従って行われなければならない．
5　障害者支援施設は，食事の提供を行う場合であって，障害者支援施設に栄養士を置かないときは，献立の内容，栄養価の算定及び調理の方法について保健所等の指導を受けるよう努めなければならない．

実際に提供される食事は，発達障がいや知的障がい，加齢などによる咀嚼や摂食・嚥下機能の状態をみて常食から流動食まで幅広い食形態の対応が求められる．

a. 関 連 法 規　　**障害者自立支援法**の施行（平成 18(2006)年）により，障がい者の地域生活と就労を進め，自立を支援する観点から，これまで障がいの種別（身体障がい・知的障がい・精神障がい）ごとに異なる法律に基づいて自立支援の観点から提供されてきた福祉サービスや公費負担医療などが一元化された．その後，“障害者制度改革推進本部等における検討を踏まえて，地域社会における共生の実現に向けて，障害福祉サービスの充実等障害者の日常生活及び社会生活を総合的に支援するため，新たな障害保健福祉施策を講ずる”ことを趣旨として，障害者自立支援法を改正するかたちで**障害者総合支援法**と名称が変更となり平成 25(2013)年に施行された．

b. 障害者福祉施設で提供されるサービス　　障害者総合支援法に基づく障害者支援施設では，障がいをもつ人の自立した日常生活または社会生活を営むことができるよう支援することを目的としたサービスを行っている．障害者支援施設で提供されるサービスは，個々の障がいをもつ人の障害支援区分や勘案事項（社会活動や介護者，居住等の状況など）をふまえ，個別に支給決定が行われる**介護給付**，**訓練等給付**などの**自立支援給付**と，都道府県や市町村によって柔軟に実施されるコミュニケーション支援，ガイドヘルプ（移動支援），地域活動支援センターなどの**地域生活支援事業**に大別され，構成されている．サービスの種類を表 9・11 に示す．

表 9・11 障害福祉サービスの種類

介護給付	居宅介護（ホームヘルプ）	自宅で，入浴，排泄，食事の介護などを行う．
	重度訪問介護	重度の肢体不自由者・知的障がい者・精神障がい者で常に介護を必要とする人を自宅で，入浴，排泄，食事の介護，外出時における移動支援などを総合的に行う．
	同行援護	視覚障害により，移動に著しい困難を有する人に，移動に必要な情報の提供（代筆・代読を含む），移動の援護などの外出支援を行う．
	行動援護	自己判断能力が制限されている人が行動するときに，危険を回避するために必要な支援，外出支援を行う．
	重度障害者等包括支援	介護の必要性がとても高い人に，居宅介護など複数のサービスを包括的に行う．
	短期入所（ショートステイ）	自宅で介護する人が病気の場合などに，短期間，夜間も含め施設などで，入浴，排泄，食事の介護などを行う．
	療養介護	医療と常時介護を必要とする人に，医療機関で機能訓練，療養上の管理，看護，介護および日常生活の世話を行う．
	生活介護	常に介護を必要とする人に，昼間，入浴，排泄，食事の介護などを行うとともに，創作的活動または生産活動の機会を提供する．
	障害者支援施設での夜間ケアなど（施設入所支援）	施設に入所する人に，夜間や休日，入浴，排泄，食事の介護などを行う．
訓練等給付	自立訓練（機能訓練・生活訓練）	自立した日常生活または社会生活ができるよう，一定期間，身体機能または生活能力の向上のために必要な訓練を行う．
	就労移行支援	一般企業などへの就労を希望する人に，一定期間，就労に必要な知識および能力の向上のために必要な訓練を行う．
	就労継続支援	一般企業などでの就労が困難な人に，働く場を提供するとともに，知識および能力の向上のために必要な訓練を行う．
	共同生活援助（グループホーム）	夜間や休日，共同生活を行う住居で，相談や日常生活上の援助，入浴，排泄，食事の介護などを行う．

9・4・2 給食運営の特徴

a. 食事計画　障害者福祉施設における“給与栄養目標量”の設定にあたっては，常食の場合は“食事摂取基準”を活用し，対象集団の特性の把握および食事摂取量のアセスメントの結果から，運用する必要がある．集団給食ではあるが，個人を対象とした食事改善と考え，性，年齢，身体活動レベルなどを把握する．特に，障がいの程度や種類，年齢に大きな幅があるため，類似のグループに分け，すべての利用者に対して適切な許容範囲内での食事を提供するように努めなければならない．

b. 経済的基盤　障害者福祉施設における給食は，利用者から支払われる“食費”と食事提供体制加算や栄養ケア・マネジメント加算*などの**障害福祉サービス報酬**を算定し，それらから経済的基盤を得ることとなる．障害福祉サービス費の報酬は以下の三つがある．

① 施設入所支援：栄養士配置加算，栄養ケア・マネジメント加算，経口移行加算，経口維持加算，療養食加算が適用される．

② 生活介護，短期入所，自立訓練，就労移行支援，就労継続支援：食事提供体制加算が適用される．

③ 短期入所：食事提供体制加算，栄養士配置加算が適用される．

＊ 障害者福祉施設の栄養士配置規定はないが，健康増進法施行規則に準ずることと定められている．
栄養ケア・マネジメント加算は常勤の管理栄養士を1名以上配置することが条件となっている．

9・5　学　校

9・5・1　学校給食の意義

学校給食施設とは，成長期にある児童および生徒の健康の保持・増進と体位の向上を図るために適正な量と栄養価を考慮した食事を提供することを目的とした施設である．給食を提供する目的は，学校給食法第1条において“学校給食が児童及び生徒の心身の健全な発達に資するものであり，かつ，児童及び生徒の食に関する正しい理解と適切な判断力を養う上で重要な役割を果たす”と規定されている．

学校給食の目標は，学校給食法第2条に以下の項目で定められている．

① 適切な栄養の摂取による健康の保持増進を図ること．
② 日常生活における食事について正しい理解を深め，健全な食生活を営むことができる判断力を培い，および望ましい食習慣を養うこと．
③ 学校生活を豊かにし，明るい社交性および協同の精神を養うこと．
④ 食生活が自然の恩恵の上に成り立つものであることについての理解を深め，生命および自然を尊重する精神ならびに環境の保全に寄与する態度を養うこと．
⑤ 食生活が食にかかわる人々のさまざまな活動に支えられていることについての理解を深め，勤労を重んずる態度を養うこと．
⑥ 我が国や各地域の優れた伝統的な食文化についての理解を深めること．
⑦ 食料の生産，流通及び消費について，正しい理解に導くこと．

食　育

食育基本法の制定により，“食”に関する知識および“食”を選択する力を習得する“食育”の重要性が高まってきた背景から，学校給食法の目標においても，食育の推進を図る内容が反映されている．

義務教育諸学校：学校教育法に規定する小学校，中学校，中等教育学校の前期課程ならびに特別支援学校の小学部および中学部をいう．

a. 学校給食の対象　学校給食法第3条において，“義務教育諸学校において，その児童又は生徒に対し実施される給食をいう”と定められている．また，義務教育諸学校以外の特別支援学校の幼稚部および高等部，高等学校の夜間課程の幼児および生徒おいても他の法律により，学校給食の対象となる．

b. 関連法規　学校給食を所管している文部科学省から，**学校給食法**，**学校給食施行規則**，**学校給食実施基準**，**特別支援学校の幼稚部及び高等部における学校給食に関する法律**，**夜間課程を置く高等学校における学校給食に関する法律**，**学校給食衛生管理基準**などが示されている．おもな関連法規の目的と概要を表9・12に示す．

9・5・2　給食運営の特徴

単独調理場方式

共同調理場方式

学校給食実施基準：学校給食の実施の対象，実施回数，供する食物の栄養内容，学校給食の実施に必要な施設・設備および児童または生徒1人1回当たりの学校給食における摂取基準が示されている．

学校給食は，市区町村などの責任によって実施されている．運営の方式として，各学校の給食室で調理し利用者に給食を提供する**単独調理場方式**（自校方式）と，複数校の給食を1箇所の給食室で調理し各校に配送する**共同調理場方式**（学校給食センター方式）がある．設置者（教育委員会）の管理のもと，単独調理場方式は学校長，共同調理場方式では所長が責任者として運営・管理する．

a. 栄養・食事計画　学校給食実施基準において，献立作成に当たっては，常に食品の組合わせ，調理方法などの改善を図るとともに，児童生徒の嗜好の偏

表 9・12 学校給食関連法規

法令など	目的・概要
学校給食法（昭和 29(1954)年）	給食を学校教育の一環として捉え，学校給食の普及充実と食育の推進を目的としている．2009 年施行の改正では，食育の推進を図る内容が反映された．
特別支援学校の幼稚部及び高等部における学校給食に関する法律（昭和 32(1957)年）	特別支援学校の幼稚部および高等部における幼児，生徒の心身の健全な発達や食生活の改善を図ることを目的として，学校給食の実施に関する事項が定められている．
夜間課程を置く高等学校における学校給食に関する法律（昭和 31(1956)年）	働きながら高等学校の夜間課程において学ぶ生徒の健康の保持増進に資するため，適正な夜間学校給食の普及充実を目的としている．
食育基本法（昭和 17(2005)年）	国民が生涯にわたって健全な心身を培い豊かな人間性を育むために，国，地方公共団体および国民の取組みとして，食育を総合的，計画的に推進することを目的としている．

りをなくすよう配慮することとされている．また，**食に関する指導の手引**（第 1 次改訂版）において，学校給食を食に関する指導の生きた教材として活用することとされている（表 9・13）．

食に関する指導の手引: 学校における食育の必要性，食に関する指導の目標，栄養教諭が中心となって作成する食に関する指導の全体計画，各教科等や給食の時間における食に関する指導の基本的な考え方や指導を取りまとめた．新学習指導要領や学校給食法の改正をふまえ，2010 年に第 1 次改訂版が示された．

表 9・13 学校給食を活用した食に関する指導の目標[a]

目標	内容
食事の重要性	食事の重要性，食事の喜び，楽しさを理解する．
心身の健康	心身の成長や健康の保持増進のうえで望ましい栄養や食事のとり方を理解し，自ら管理していく能力を身に付ける．
食品を選択する能力	正しい知識・情報に基づいて，食物の品質および安全性などについて自ら判断できる能力を身に付ける．
感謝の心	食物を大事にし，食物の生産などに関わる人々へ感謝する心をもつ．
社会性	食事のマナーや食事を通じた人間関係形成能力を身に付ける．
食文化	各地域の産物，食文化や食に関わる歴史などを理解し，尊重する心をもつ．

a）文部科学省，“食に関する指導の手引き（第 1 次改訂版）”，p.11（2010）より．

学校給食の栄養管理は，**学校給食実施基準**により定められている．摂取する栄養価の基準を定めた**学校給食摂取基準**は，文部科学省が 2007 年度に行った“児童生徒の食生活等の実態調査”や日本スポーツ振興センターが行った“2007 年度児童生徒の食事状況等調査”などの結果をふまえ，厚生労働省が定める“日本人の食事摂取基準（2010 年版）”を参考とし，児童生徒の健康の増進および食育の推進を図るために望ましい栄養量を算出したものである（表 9・14）．適用にあたっては，個々の児童生徒の健康状態および生活活動の実態ならびに地域の実情などに十分配慮し，弾力的に適用することとされている．小学生（児童）は 3 段階，その他の年代は 1 段階に基準が分かれている．小学生は中学年（8〜9 歳）を基準に献立を作成し，低学年・高学年には主食やおかずの量を増減して対応する．

学校給食摂取基準

学校給食実施基準における食事内容の充実と献立作成についての項目を表 9・15 に示す．

b. 給食システム，調理システムの傾向　学校給食では，当日調理を原則としたクックサーブ方式により提供している施設がほとんどである．

表 9・14　学校給食摂取基準（幼児，児童または生徒 1 人 1 回当たり）[†1, †2, a)]

区　分	児童（6～7 歳）	児童（8～9 歳）	児童（10～11 歳）	生徒（12～14 歳）	特別支援学校 幼児	特別支援学校 生徒	夜間課程を置く高等学校の生徒
エネルギー〔kcal〕	530	640	750	820	510	820	820
たんぱく質〔g〕	20	24	28	30	18	30	30
範囲[†3]〔g〕	16～26	18～32	22～38	25～40	15～26	25～40	25～40
脂質（%）	学校給食による摂取エネルギー全体の 25～30%						
ナトリウム（食塩相当量）〔g〕	2 未満	2.5 未満	2.5 未満	3 未満	2 未満	3 未満	3 未満
カルシウム〔mg〕	300	350	400	450	280	380	380
鉄〔mg〕	2	3	4	4	2	4	4
ビタミン A〔μgRE〕	150	170	200	300	150	300	300
ビタミン B_1〔mg〕	0.3	0.4	0.5	0.5	0.3	0.5	0.5
ビタミン B_2〔mg〕	0.4	0.4	0.5	0.6	0.3	0.6	0.6
ビタミン C〔mg〕	20	20	25	35	15	35	35
食物繊維〔g〕	4	5	6	6.5	4	6.5	6.5

†1　表に掲げるもののほか，次に掲げるものについてもそれぞれ示した摂取量について配慮すること．
マグネシウム：児童（6～7 歳）70 mg，児童（8～9 歳）80 mg，児童（10～11 歳）110 mg，生徒（12～14 歳）140 mg，特別支援学校の幼児 40 mg，特別支援学校の生徒 160 mg，夜間課程を置く高等学校の生徒 160 mg.
亜鉛：児童（6～9 歳）2 mg，児童（10～14 歳）3 mg，特別支援学校の幼児 2 mg，特別支援学校の生徒 4 mg，夜間課程を置く高等学校の生徒 4 mg.
†2　この摂取基準は，全国的な平均値を示したものであるから，適用に当たっては，個々の健康および生活活動などの実態ならびに地域の実情などに十分配慮し，弾力的に運用すること．
†3　示した値の中におさめることが望ましい範囲．
a）『学校給食摂取基準』（文部科学省告示第 10 号，平成 25 年 1 月），『特別支援学校の幼稚部及び高等部における学校給食摂取基準』（文部科学省告示第 12 号，平成 25 年 1 月），『夜間学校給食実施基準』（文部科学省告示第 11 号，平成 25 年 1 月）より．

表 9・15　学校給食の食事内容の充実等および特別支援学校における食事内容の改善について[a)]

学校給食	食事内容	学校における食育の推進を図る観点から，食に関する指導に学校給食を活用した指導が行えるよう配慮すること．
	献立作成	常に食品の組合わせ，調理方法などの改善を図るとともに，児童生徒の嗜好の偏りをなくすよう配慮すること．
	使用する食品	食品衛生法に基づく食品中の放射性物質の規格基準に適合していること．
	食器具	安全性が確保されたものであること．また，児童生徒の望ましい食習慣の形成の手助けとするため，料理形態に即した食器具の使用に配慮するとともに，食文化の継承や地元で生産される食器具の使用に配慮すること．
	喫食場所	食事にふさわしいものとなるよう改善工夫を行うこと．
	望ましい生活習慣の形成	適度な運動，調和のとれた食事，十分な休養・睡眠という生活習慣全体を視野に入れた指導に配慮すること．
特別支援学校の食事内容の改善		障がいの種類と程度が多様であり，身体活動レベルもさまざまであることから，“学校給食摂取基準”の適用に当たっては，弾力的に運用する． 食事の管理については，家庭や寄宿舎における食生活や病院における食事と密接に関連していることから，各関係者が連携し，共通理解を図りながら，児童生徒の生活習慣全体を視野に入れた食事管理に努めること．

a）『学校給食実施基準の一部改正について』（24 文科ス第 494 号，平成 25 年 1 月）より一部抜粋．

表 9・16 学校給食衛生管理基準[a]

項　目	内　　容
献立作成	献立作成は，学校給食施設および設備ならびに人員等の能力に応じたものとするとともに，衛生的な作業工程および作業動線となるよう配慮すること．
調理過程	給食の食品は，原則として，前日調理を行わず，すべてその日に調理し，生で食用する野菜類，果実類などを除き，加熱処理する．
	野菜類の使用については，二次汚染防止の観点から，原則として加熱調理すること．
	生野菜の使用に当たっては，流水で十分洗浄し，必要に応じて消毒するとともに，消毒剤が完全に洗い落とされるまで流水で水洗いすること．
	和えもの，サラダなどについては，やむを得ず水で冷却する場合は，直前に使用水の遊離残留塩素は 0.1 mg/L 以上であることを確認し，確認した数値および時間を記録すること．
	マヨネーズはつくらないこと．
二次汚染の防止	調理終了後の食品は，素手でさわらないこと．
	調理作業時には，ふきんは使用しないこと．
配送および配食	はしなどを児童生徒の家庭から持参させる場合は，不衛生にならないよう指導すること．
	給食当番など配食を行う児童生徒および教職員については，毎日，下痢，発熱，腹痛などの有無その他の健康状態および衛生的な服装であることを確認すること．
検食および保存食など	検食は，学校給食調理場および共同調理場の受配校において，あらかじめ責任者を定めて児童生徒の摂食開始時間の 30 分前までに行うこと．
学校給食従事者の健康管理	検便は，月 2 回以上実施すること．

a)『学校給食衛生管理基準』(文部科学省告示第 64 号，平成 21 年 3 月)，『学校給食衛生管理基準の施行について』(21 文科ス第 6010 号，平成 21 年 4 月）より一部抜粋．

学校給食用物資は，各都道府県の**学校給食会**により物資の買い入れ，売り渡しの業務が一括に行われている（カミサリーシステム*）場合が多い．

c. 学校給食の衛生管理　衛生管理については，学校給食法第 9 条“学校給食の実施に必要な施設及び設備の整備及び管理，調理の過程における衛生管理その他の学校給食の適切な衛生管理を図る上で必要な事項について維持されることが望ましい基準（**学校給食衛生管理基準**)”が定められている（表 9・16)．

一方で，衛生管理に配慮するあまり，おいしさを損なう調理が行われている状況もみられ，調理技術の向上が求められていることから，科学的根拠に基づいた衛生管理と調理技術を取りまとめた“調理場における衛生管理&調理技術マニュアル”(2011 年）が作成された．

d. 献立の特徴　学校給食の種類には以下の 3 種類がある（学校給食法施行規則第 1 条より)．

- 完全給食：給食内容がパンまたは米飯（これらに準ずる小麦粉食品，米加工食品その他の食品含む)，ミルクおよびおかずである給食．
- 補食給食：完全給食以外の給食で，給食内容がミルクとおかずなどである給食．
- ミルク給食：給食内容が，ミルクのみである給食．

学校給食会：学校給食用物資を都道府県の給食実施校に供給する機関として設立された団体（公益法人）で，米，パン，脱脂粉乳，輸入牛肉，その他の物資について買入れ，売渡しの業務ならびに，学校給食の普及充実事業として各種研修会などの開催，衛生管理事業，情報収集・提供などの事業を行っている．

＊ カミサリーについては§4・3・2 (p.48) 参照．

学校給食衛生管理基準：学校給食法の規定に基づき，学校給食における衛生管理の徹底を図るための重要事項について示されている．

単一定食方式：主食，主菜，副菜などを組合わせて提供する方式で，定食型の献立を1種類のみ提供する．利用者に選択する自由がないため，1食の中で栄養バランス，喫食者の嗜好を考慮することが大切である．

食缶配食：給食をクラスごとに食缶で配食し，各教室で児童生徒が自分たちで盛りつけを行う．

バイキング給食：学校給食では，一定のルール（主菜は2種類のうちの1種類選ぶなど）のもとに主菜，副菜のそれぞれの料理から選ぶ．

行事食：食育と行事との関連で，日本の伝統や風習で伝えられてきた料理およびその地域で伝わってきた料理を献立に取入れること．家庭では昨今，行事食を伝えることや料理として食卓に出す機会が減ったため，学校給食における行事食の提供は意義が大きい．

学校給食栄養報告（週報）：調査時期は年2回（6月，11月）であり，各5日間の残菜調査などを行い，児童生徒の1人当たりの栄養摂取量を算出する．

食品構成については，“学校給食摂取基準”をふまえつつ，多様な食品を適切に組合わせて，食に関する指導や食事内容の充実を図ること，各地域の実情や家庭における食生活の実態把握のうえ，日本型食生活の実践，わが国の伝統的な食文化の継承について十分配慮することが示されている．

学校給食では単一定食方式が主で，児童生徒へは食缶配食が行われている．年間指導計画を立て，バイキング給食や行事食も取り入れている．近年は，アレルギー対応（除去あるいは代替）の必要性から，“学校のアレルギー疾患に対する取り組みガイドライン”（2008年）が示されている．アレルギー疾患対応の“学校生活管理指導表”（図9・5）が取りまとめられており，有効に活用することとされている．

e. 給食の評価

- **学校給食栄養報告（週報）**：学校給食における栄養内容等の実態を把握し，食事内容の充実を図ることを目的とした栄養摂取状況調査を実施している．調査結果を各自治体の教育委員会に報告する．また，給食だよりなどを用い，児童・生徒および保護者に栄養摂取状況調査の結果を開示する．
- **検　食**：学校給食衛生管理基準では，責任者（学校長や共同調理場所長）が児童生徒の摂食開始時間の30分前までに検食を行うとされている．検食の評価項目は，① 異物混入の有無，② 加熱・冷却処理が適切であるか，③ 異味・異臭その他の異常の有無，④ 1食分として適量か，④ 味付け，香り，色彩ならびに形態などが適当か，⑤ 児童生徒の嗜好との関連についての配慮があげられる．

その他，評価として残菜調査や嗜好調査を実施し，献立内容に反映させる．

f. 給食の実施率　2013年度の学校給食の実施率は，国公私立学校合わせて，小学校で99.2%，中学校で86.9%，特別支援学校で88.7%，夜間定時制高等学校で78.5%となっている（表9・17）．給食実施回数は年間180回程度である．

g. 食事の費用　学校給食の経費については，学校給食法第11条に“学校給食の実施に必要な施設及び設備に要する経費並びに学校給食の運営に要する経費のうち政令で定めるものは，義務教育諸学校の設置者の負担とする．それ以外の学校給食に要する経費は，学校給食を受ける児童又は生徒の保護者の負担とする”と規定されている．一般的には施設維持費，人件費，水光熱費は設置者が

表9・17　学校給食の実施率[a]

区　分	学校総数〔校〕	実施率（学校数比）			
		合　計	完全給食	補食給食	ミルク給食
小学校	20,789	99.2%（20,629校）	98.4%	0.4%	0.4%
中学校	10,553	86.9%（9167校）	80.1%	0.5%	6.2%
特別支援学校	1077	88.7%（955校）	87.2%	0.2%	1.3%
夜間定時制高等学校	595	78.5%（467校）	58.8%	19.2%	0.5%
合　計	33,014	94.6%（31,218校）	91.5%	0.8%	2.3%

a）文部科学省，“2013年度学校給食実施状況等調査の結果について”（2015）より．

裏 **学校生活管理指導表（アレルギー疾患用）**

名前＿＿＿＿＿＿＿＿　男・女　平成＿＿年＿＿月＿＿日生（＿＿歳）　＿＿＿＿＿＿＿＿学校＿＿年＿＿組　提出日 平成＿＿年＿＿月＿＿日

<table>
<tr><th rowspan="2">食物アレルギー（あり・なし）
アナフィラキシー（あり・なし）</th><th>病型・治療</th><th>学校生活上の留意点</th><th>【緊急時連絡先】</th></tr>
<tr><td>A．食物アレルギー病型（食物アレルギーありの場合のみ記載）
1．即時型
2．口腔アレルギー症候群
3．食物依存性運動誘発アナフィラキシー

B．アナフィラキシー病型（アナフィラキシーの既往ありの場合のみ記載）
1．食物（原因　　　　　　）
2．食物依存性運動誘発アナフィラキシー
3．運動誘発アナフィラキシー
4．昆虫
5．医薬品
6．その他（　　　　　　）

C．原因食物・診断根拠　該当する食品の番号に○をし、かつ《　》内に診断根拠を記載
1．鶏卵《　》
2．牛乳・乳製品《　》
3．小麦《　》
4．ソバ《　》
5．ピーナッツ《　》
6．種実類・木の実類《　》（　　　）
7．甲殻類（エビ・カニ）《　》
8．果物類《　》（　　　）
9．魚類《　》（　　　）
10．肉類《　》（　　　）
11．その他1《　》（　　　）
12．その他2《　》（　　　）
［診断根拠］該当するもの全てを《　》内に記載
① 明らかな症状の既往
② 食物負荷試験陽性
③ IgE抗体等検査結果陽性

D．緊急時に備えた処方薬
1．内服薬（抗ヒスタミン薬、ステロイド薬）
2．アドレナリン自己注射薬（「エピペン®」）
3．その他（　　　　　　）</td><td>A．給食
1．管理不要
2．保護者と相談し決定

B．食物・食材を扱う授業・活動
1．配慮不要
2．保護者と相談し決定

C．運動（体育・部活動等）
1．管理不要
2．保護者と相談し決定

D．宿泊を伴う校外活動
1．配慮不要
2．食事やイベントの際に配慮が必要

E．その他の配慮・管理事項（自由記載）</td><td>★保護者
電話：

★連絡医療機関
医療機関名：

電話：

記載日　年　月　日
医師名　㊞
医療機関名</td></tr>
<tr><th rowspan="2">アレルギー性鼻炎（あり・なし）</th><th>病型・治療</th><th>学校生活上の留意点</th><th>記載日　年　月　日</th></tr>
<tr><td>A．病型
1．通年性アレルギー性鼻炎
2．季節性アレルギー性鼻炎（花粉症）
主な症状の時期；　春　、　夏　、　秋　、　冬

B．治療
1．抗ヒスタミン薬・抗アレルギー薬（内服）
2．鼻噴霧用ステロイド薬
3．その他（　　　　　　）</td><td>A．屋外活動
1．管理不要
2．保護者と相談し決定

B．その他の配慮・管理事項（自由記載）</td><td>医師名　㊞
医療機関名</td></tr>
</table>

(財)日本学校保健会 作成

●学校における日常の取り組み及び緊急時の対応に活用するため、本表に記載された内容を教職員全員で共有することに同意しますか。

1．同意する
2．同意しない　　保護者署名：＿＿＿＿＿＿＿＿＿＿

図 9・5　学校生活管理指導表（アレルギー疾患用）【裏面】［日本学校保健会より］

負担し，食材費のみを給食費として，保護者負担としている場合が多い．公立学校において保護者が負担する給食費の月額は，小学校で約 4270 円，中学校で約 4880 円である*．

＊　文部科学省，“2014 年度学校給食実施状況等調査”（2016）より．

h. 教育としての給食の教材　近年，食生活を取巻く社会環境の変化などに伴い，偏った栄養摂取や不規則な食事など食生活の乱れや肥満や過度なやせなどがみられること，また増加している生活習慣病と食生活の関係も指摘されている．成長期にある子どもにとって，望ましい食習慣を形成することが重要である．学校給食法の改正（2009 年施行）により，法律の目的に新たに“学校における食育の推進”が追加された．学校給食は教育の一環であることがより明確となった．学校給食法第 10 条に栄養教諭が“学校給食を活用した食に関する実践的な指導を行うものとする”と定められた．栄養教諭は，児童または生徒が健全な食生活を自ら営むことができる知識および態度を養うため，学校給食において摂取する食品と健康の保持増進との関連性，地域産物の学校給食への活用，食に関わる産業または自然恵沢に対する理解を図るよう努めるものとされている．なお，栄養教諭以外の学校給食栄養管理者（学校栄養職員）は，栄養教諭の規定を準用することとされている．

栄養教諭：食に関する指導を担う教諭として，2005 年に創設された教諭免許である．食に関する指導と給食管理を一体のものとして行うことにより，地場産物を活用して給食と食に関する指導を実施するなど，教育上の高い相乗効果が期待される．専修および一種では管理栄養士免許，二種では栄養士免許を有している必要がある．

学校栄養職員：栄養士免許を有しており，学校給食の栄養に関する専門的事項をつかさどる．学校給食の管理と給食指導を行う．

栄養教諭および学校栄養食員の配置規定

・単独調理場：児童・生徒 550 人に栄養教諭および学校栄養職員 1 名．549 人以下は 4 校に 1 名．

・共同調理場：児童・生徒 1500 人以下で栄養教諭および学校栄養職員 1 名．1501～6000 人　は 2 名，6001 人以上は 3 名．

＊　文部科学省，“2014 年度学校給食実施状況等調査”（2016）より．

9・5・3　他施設と異なる特徴

a. 学校給食栄養管理者　学校給食栄養管理者は，学校給食法第 7 条において，学校給食の栄養に関する専門的知識事項をつかさどる職員として，栄養教諭あるいは学校栄養職員と定められている．全国の栄養教諭・学校栄養職員の配置人数は 2014 年度*で 12,033 人（うち栄養教諭は 5064 人）である．なお，学校給食においては，管理栄養士・栄養士の配置義務は規定されていない．

表 9・18　学校給食業務における民間委託に関する留意事項[a]

献立作成	設置者が直接責任をもって実施すべきものであるから，委託の対象にしないこと．
管　理	物資の購入，調理業務などにおける衛生，安全の確保については，設置者の意向を十分反映できるような管理体制を設けること．
契約書	必要に応じて，受託者に資料の提出を求めたり立入検査をするなど，運営改善のための措置がとれるように明記すること．
受託者の選定	学校給食の趣旨を十分理解し，円滑な実施に協力する者であることの確認を得て行うこと．

a）『学校給食業務の運営の合理化について』（文体給第 57 号，昭和 60 年 1 月）より．

b. 民間委託　『学校給食業務の運営の合理化について』（文体給第 57 号，昭和 60 年 1 月）において，地域の実情などに応じて，① パートタイム職員の活用，② 共同調理場方式の採用，③ 民間委託などの方法により合理化を図るよう示された．なお，合理化の実施については，学校給食の質の低下を招くことのないよう十分配慮することとされている．民間委託を行う際の留意事項を表 9・18 に示す．

9・6 事 業 所

9・6・1 事業所給食の特徴と目的

事業所給食は，産業給食ともよばる．会社，工場，事業附属寄宿舎（社員寮など），社員の研修所などにおいて，事業者が従業員の福利厚生の一環として提供している食事である．

福利厚生：企業が従業員やその家族に対して支給する非金銭報酬．

事業所給食は，従業員の福利厚生や QOL の向上，健康の保持・増進，生活習慣病を予防することで，生産性や作業能率の向上を図ることを目的としている．

a. 関 連 法 規 従業員の労働条件や安全の確保と健康の保持増進については**労働基準法**，**労働安全衛生法**に定められている．**労働安全衛生規則**では，給食設備や栄養士の配置について規定され，栄養の確保・向上に必要な措置をとるよう努めることが定められている．事業附属寄宿舎については，**事業附属寄宿舎規定**で給食設備や栄養士の配置規定，栄養の確保・向上に関する事項が定められている（表 9・19）．

表 9・19 事業所給食関連法規

法規，規則など	内 容
労働基準法	昭和 22(1947)年 労働者の健康管理・健康障害の防止のため健康診断の実施義務を定めている． 事業主は，労働者に対して 1 年以内に 1 回，定期健康診断を実施しなければならない．そして労働者には健康診断を受診する義務がある．
労働安全衛生法	昭和 47(1972)年 職場における労働者の安全と健康を確保し，労働災害を防止するための法律．労働者の定期健康診断や給食従事者の検便について定めている．
労働安全衛生規則	昭和 47(1972)年 食堂および炊事場について定められている．労働者に対して栄養の確保および向上に努める． 1 回 100 食以上または 1 日 250 食以上の食事を提供する場合，栄養士を置くように努めなければならない． 事業者は，栄養士が，食品材料の調査または選択，献立の作成，栄養価の算定，廃棄量の調査，労働者の嗜好調査，栄養指導などを衛生管理者および給食関係者と協力して行なうようにさせなければならない．
健康増進法(第21条) 健康増進法施行規則(第 7 条)	管理栄養士による特別な栄養管理を必要とする特定給食施設であって，継続的に 1 回 500 食以上または，1 日 1500 食以上の食事を供給するものの設置者は，管理栄養士を置かなければならない．
事業附属寄宿舎規程	昭和 22(1947)年 第 2 章　第一種寄宿舎安全衛生基準 常時 30 人以上の労働者を寄宿させる寄宿舎には，食堂を設けなければならない．（第 24 条） 1 回 300 食以上の給食を行う場合には，栄養士を置かなれればならない．（第 26 条） 寄宿舎に寄宿する労働者については，毎年年 2 回以上の体重測定による発育及び栄養状態の検査を行わなければならない．（第 31 条）

9・6・2 給食運営の特徴

a. 栄養・食事管理　給食の対象者は事業所の従業員で，18歳くらい～70歳くらいと幅広い年齢層が対象である．

カフェテリア方式など選択食の場合，喫食者のニーズにあったメニューの開発と同時に，喫食者が適切な食事を選択できるような，栄養情報の提供や栄養教育が望まれる．

栄養管理は，“食事摂取基準”を活用し，喫食者の年齢や労働環境から身体活動レベルを算出して給与栄養目標量を定めて，給食を提供することが重要である．生活習慣病の予防に健康保険組合と協力し合い，事業所給食を活用している企業もある．

b. 給食システム

- **オフィス給食**：社員食堂・弁当配食などがある．おもに昼食を提供している．食堂のレイアウトにもよるが，カフェテリア方式，定食方式などがある．社員食堂の設置場所をビルの最上階に設けて，休憩時間のリフレッシュやリラクゼーションに貢献している食堂もある．食堂のないオフィスには，弁当を配食している．
- **事業附属寄宿舎（社員寮）や研修所などの附属施設の給食**：事業附属寄宿舎（社員寮）や研修所を利用する従業員を対象に，おもに，朝・夕食の2食を提供している．社員寮の給食対象者は若年層の独身者が中心である．事業附属寄宿舎規定には，“寄宿舎に寄宿する労働者について毎年年2回以上の体重測定による発育及び栄養状態の検査を行わなければならない”と従業員の栄養管理について規定されている．
- **受託側の給食会社**：保養所の食事提供や従業員向けレストラン，喫茶，ラウンジ，コンビニエンスストアなども運営契約をしている場合がある．社員のコミュニケーション，リフレッシュの場として食事を提供している．

9・6・3 収支構造

全面委託

準委託

事業所では給食業務の委託化が進んでおり，委託率は97.3％（2015年度）である．事業所給食のほとんどは，運営のすべてを委託する**全面委託**である．また，大企業では従業員給食部門や福利厚生部門を子会社（グループ会社）化し，子会社へ事業所給食の運営を委託している場合がある．この場合の委託方式は，**準委託**という．

事業所給食の生産・提供に関わる費用（人件費・食材費など）は，給食運営の

事業所における栄養管理

カフェテリア方式において，食事代金の精算システムと連携して，喫食者が選択した料理から，管理栄養士が栄養相談を行っている企業もある．

精算システムとの連携：ICチップを埋めた皿の情報を読取り，従業員のICカードと連動させ，食事代を精算するとともに，食事の内容を記録する．

受託会社の売上によりまかなわれている．食材費を福利厚生費として企業が負担している場合もあるが，経営が厳しく，企業負担の福利厚生費は減少傾向にある．

施設・設備費や水光熱費などの負担は，委託側（事業者側）か受託側（給食運営会社）か，どちらが負担するかは契約によって決まる（図9・6）．

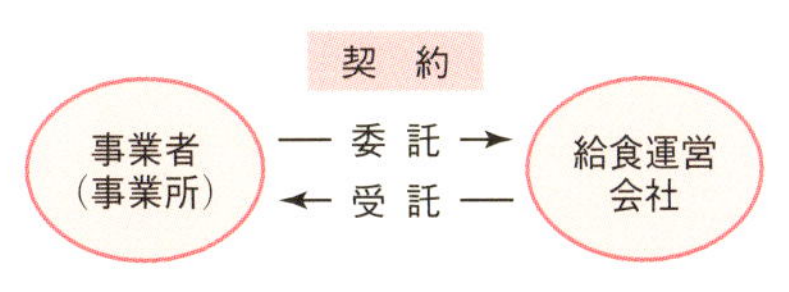

図 9・6　給食の委託契約

契約方式には以下の二つがある．

- **管理費契約**：人件費，経費相当分は定額/月で契約し，食材費分は売上食数分金額で契約する．食数変動による収入の増減が少ない．　管理費契約
- **単価制契約**：1食当たりの単価で契約する．1食分の販売価格に受託側（給食会社）の人件費，経費，食材費が含まれる．売上食数の変動により収入の変動が大きい．　単価制契約

索　　引

あ

い

う

え

お

か

き

く

け

こ

さ

し

ひ

ふ

へ

ほ

ま　行

や　行

ら

り

れ

ろ，わ

香西みどり（かさい みどり）

1955年 福島県に生まれる
1978年 お茶の水女子大学家政学部 卒
1984年 お茶の水女子大学大学院家政学研究科修士課程 修了
現 お茶の水女子大学基幹研究院自然科学系 教授
専門 調理科学
博士(学術)

佐藤瑶子（さとう ようこ）

1986年 岡山県に生まれる
2008年 大阪市立大学生活科学部 卒
2013年 お茶の水女子大学大学院人間文化創成科学研究科 博士後期課程 修了
現 お茶の水女子大学基幹研究院自然科学系 助教
専門 給食経営管理論
博士(生活科学)

辻 ひろみ（つじ ひろみ）

1962年 東京都に生まれる
1984年 女子栄養大学栄養学部 卒
1986年 女子栄養大学大学院栄養学研究科修士課程 修了
現 東洋大学食環境科学部 教授
専門 給食経営管理論
栄養学修士

第1版 第1刷 2016年9月1日 発行

新スタンダード栄養・食物シリーズ 15
給食経営管理論

編　集　香西みどり
　　　　佐藤瑶子
　　　　辻　ひろみ

発行者　小澤美奈子

発　行　株式会社 東京化学同人
東京都文京区千石3丁目36-7(〒112-0011)
電話 03-3946-5311・FAX 03-3946-5317
URL：http://www.tkd-pbl.com/

印　刷　中央印刷株式会社
製　本　株式会社 松岳社

ISBN978-4-8079-1675-7
Printed in Japan

新スタンダード
栄養・食物シリーズ
—全18巻—

1	社会・環境と健康	大塚　譲・河原和夫 須藤紀子 編
2	生　化　学	大塚　譲・脊山洋右 藤原葉子・本田善一郎 編
3	解剖・生理学 —人体の構造と機能—	飯田薫子・石川朋子 近藤和雄・脊山洋右 編
4	疾病の成り立ち	飯田薫子・近藤和雄・脊山洋右 編
5	食　品　学 —食品成分と機能性—	久保田紀久枝・森光康次郎 編
6	調　理　学	畑江敬子・香西みどり 編
7	食品加工貯蔵学	本間清一・村田容常 編
8	食品衛生学 補訂版	一色賢司 編
9	基礎栄養学	池田彩子・鈴木恵美子・脊山洋右 野口　忠・藤原葉子 編
10	応用栄養学	近藤和雄・鈴木恵美子・藤原葉子 編
11	栄養教育論	赤松利恵・稲山貴代 編
12	臨床栄養学	飯田薫子・市　育代・近藤和雄 脊山洋右・丸山千寿子 編
13	分子栄養学	近藤和雄・板倉弘重 編
14	公衆栄養学	大塚　譲・河原和夫・須藤紀子 編
15	給食経営管理論	香西みどり・佐藤瑶子・辻ひろみ 編
16	食品微生物学	村田容常・渋井達郎 編
17	有　機　化　学	森光康次郎・新藤一敏 編
18	食品分析化学	新藤一敏・森光康次郎 編